教育部人文社会科学研究青年基金项目（20YJC890041）成果

体医深度融合协同发展路径研究

张　航　胡　好◎著

安徽师范大学出版社
·芜湖·

图书在版编目(CIP)数据

体医深度融合协同发展路径研究 / 张航,胡好著.—芜湖:安徽师范大学出版社,2025.1

ISBN 978-7-5676-6788-4

Ⅰ.①体… Ⅱ.①张… ②胡… Ⅲ.①医疗保健事业—协调发展—研究—中国 Ⅳ.①R199.2

中国国家版本馆 CIP 数据核字(2024)第 099220 号

体医深度融合协同发展路径研究

张 航　胡 好◎著

责任编辑:管健行　　　　　责任校对:吴毛顺
装帧设计:张 玲 姚 远　　责任印制:桑国磊
出版发行:安徽师范大学出版社
　　　　　芜湖市北京中路2号安徽师范大学赭山校区　邮政编码:241000
网　　址:https://press.ahnu.edu.cn
发 行 部:0553-3883578　5910327　5910310(传真)
印　　刷:安徽芜湖新华印务有限责任公司
版　　次:2025年1月第1版
印　　次:2025年1月第1次印刷
规　　格:700 mm×1000 mm　1/16
印　　张:12.25
字　　数:206千字
书　　号:ISBN 978-7-5676-6788-4
定　　价:40.00元

凡发现图书有质量问题,请与我社联系(联系电话:0553-5910315)

前　言

　　2016年10月，中共中央、国务院印发《"健康中国2030"规划纲要》（中发〔2016〕23号），要求推动形成体医结合的疾病管理与健康服务模式，发挥全民科学健身在健康促进、慢性病预防和康复等方面的积极作用。"健康中国"战略为"大健康"视域下全民健身的科学发展指明了方向。新的发展方式迫切需要清晰的发展路径加以引导、推动与规范，由此，基于协同学视角探讨我国体医深度融合协同发展路径的研究显得尤为迫切。

　　本书试图探索我国体医深度融合协同发展的制约因素、机制与模式，提升现有"体医"资源的优化配置，创新"体医融合"工作的模式与类型，探寻相应的解决对策和改进路径，强化我国体医深度融合协同发展的针对性，提高实效性。笔者始终坚持以质量为核心，以提升内容的思想性、科学性、时代性、系统性、实用性为基本要求，充分发挥体医深度融合促进人类生命全周期健康发展，聚焦以"体"为主、以"医"为辅、防治结合、联防联控的内在逻辑，整合体医空间资源，提升健康服务效率，最终促进全民健康水平的提升。

　　本书在撰写过程中参阅和借鉴了许多相关的文献及研究成果，在此对相关学者表示由衷的敬意。同时由于个人学识水平有限，掌握的资料不全，难免存在疏漏和偏颇之处，敬请读者不吝赐教、批评指正。最后，感谢安徽工程大学胡好教授、王传平副教授，南京体育学院刘红建教授，山东理工大学高奎亭副教授的指导与帮助，以及安徽工程大学硕士生陈杰莉、王梓言、李梦雨在文献搜集、数据整理、文字校对等工作中做出的支持和帮助。

目　录

第一章　"体医融合"理论基础

第一节　"体医融合"理论的基本概念

概念界定是科学研究的起点，对"体医融合"概念进行梳理，既有助于明确研究范畴，还有助于构建理论分析框架，进而为阐述该理论的重要意义提供切入点。

一、"体医融合"理论的定义与内涵

（一）理论的源流

1.源流悠久

"体医融合"这一概念的渊源可以追溯至中国古代，华佗被认为是将体育与医学相结合的开创者之一。尽管在华佗的医道医术中已有诸多论述，然而关于他在医学实践中将体育融入医疗的贡献，却

在历史文献中鲜有详尽的记载①。在东汉时期，华佗以其卓越的医学造诣而闻名。除了对各类疾病的治疗有深刻的见解外，他还提出了许多关于保健和养生的理论。虽然史书对于他将体育融入医学的实践并没有详细的记载，但从他对人体结构、运动对身体的影响等方面的医学研究来看，可以推断他对体育与医学的结合具有独到的见解。

2. 李力研的奠基之作及其意义

李力研被认为是"体医融合"理论的奠基人之一。在20世纪80年代，李力研首次提出了"体育运动与医学卫生融合"这一时代命题，为"体医融合"理论的开创奠定了基础。他在1987年的论文中深入研究了体育与卫生事业融合发展的时代需求、社会职责和使命担当②。1990年，李力研在《2000年及其以后的中国健康与体育——关于健身体育的预防医学阐释》一文中更是全面追溯了"体医融合"的源流。他从预防医学和流行病学的角度深入阐释了体育与医疗卫生事业融合发展的积极作用，并对21世纪我国大众健康与医学的融合发展作了展望③。李力研通过对社会现状和未来趋势的分析，为"体育运动与医学卫生融合"奠定了理论基础，使"体医融合"的理论体系得以逐步建立。

李力研的这两篇关键论文为后续"体医融合"的学术研究提供了坚实的理论依据和重要的参考史料。他对体育与医学融合的探讨，深刻地影响了后续学者对于这一领域的研究方向和关注点，为后来者提供了一个深入研究的方向。学者们通过对李力研论文的深度解

---

① 王圣宝.漫话华佗的体医结合[J].体育文史,1998(5):55-56.

② 李力研.新的医学革命与新的体育发展[J].体育科学,1987(1):82-85.

③ 李力研.2000年及其以后的中国健康与体育——关于健身体育的预防医学阐释[J].天津体育学院学报,1990(3):14-21.

读，逐渐丰富了"体医融合"的理论内涵，使其在学术界得到更为广泛的认可。李力研在其论文中对"体医融合"的历史源流进行了较为详细的史料分析，通过对古代医学、体育等方面的文献资料进行深入研究，他揭示了"体医融合"理念的渊源，为后续学者提供了可靠的史料依据。

随着对"体医融合"概念的深入研究，学术界对历史史料进行了更为深刻的挖掘。对于华佗时期的文献，尽管关于其将体育与医学相结合的论述不多，但通过对其医学著作的细致解读，学者们逐渐发现一些有关体医结合思想的线索。在后续的研究中，不同学者对历史史料的理解和运用出现了一些差异。有的学者通过对文献进行系统梳理，对"体医融合"在历史上的演变有了更加全面的认识，丰富了理论框架。而有的学者则更注重对史料的深层解读，试图从古代医学文献中找到对当今"体医融合"实践的启示。

（二）概念的多元解读

近年来，学术界对"体医融合"概念的界定存在多种不同观点，不同学者对于该概念的理解各有侧重，使得"体医融合"的内涵丰富而多样。在学者的研究中，"体医融合"并非唯一的称谓，其名称众说纷纭。不同的学者采用不同的命名方式，如"体医结合""医体结合""体医渗透"等，反映出学术界对于这一概念尚未形成一致的共识。

1.张鲲从"健康中国"及全民健康的视角提出独特观点

张鲲强调，不论是体育健康服务还是医疗卫生服务，都是公共健康服务的主要形式。在这一视角下，体育被视为提供手段和方法的工具，而医学则为提供思路和路径的引导。张鲲认为，"体医融合"可以使体育活动更具科学性、医学手段更具实用性，为公众提供更全面、更科学的健康服务。张鲲强调"体医融合"不止是两者之间简单的结合，更是在整个公共健康服务体系中的主导形式。他关注的重点在于如何促使体育活动更具科学性，医学手段更具实用性，从而在全社会范围内推动健康服务的创新和提升。通过对张鲲的观点进行深入剖析，可以看出他对"体医融合"有一个整体性的理解，注重其在"健康中国"建设和全民健康服务中的关键作用。

2.于洪军等从政策引导角度的深入分析

从政策引导的角度来看，"体医融合"被视为政府部门在健康领域的具体行动。在相关政策的引导下，政府整合体育系统和医疗卫生系统资源，通过制定与执行政策来推动公众更积极地参与运动，以期改善整体健康状况。这体现了"体医融合"不仅是理论层面上的概念，更是政策和实践相结合的产物①。

3.沈圳等对资源整合与服务体系的全面阐释

"体医融合"不仅关乎资源整合，更强调建立全方位的服务体系。通过整合体育系统和医疗卫生系统的行政资源，形成监测—评估—干预—治疗的健康评估体系和预防治疗模式等服务体系。这不仅是资源的整合，更是对健康服务体系创新的探索②。

4.李璟圆等将运动方式与医学观念结合的探究

"体医融合"被理解为将体育的运动方式和医学观念与技巧进行有机结合，意味着这一模式能够将体育元素应用于医学治疗的各个

---

① 于洪军,冯晓露,仇军."健康中国"建设视角下"体医融合"研究的进展[J].首都体育学院学报,2020,32(6):484-491.

② 沈圳,胡孝乾,仇军.健康中国战略下"体医融合"的关键影响因素:基于解释结构模型的分析[J].首都体育学院学报,2021,33(1):31-39.

环节，为疾病预防、治疗提供新的途径。这一角度凸显了"体医融合"在运动方式和医学观念有机结合上的创新①。

5.胡扬对政府联动与合作机制的合理阐释

"体医融合"被认为需要政府部门之间建立联动管理机制，促进体育与卫生部门的合作，形成新的健康生活方式。这表明"体医融合"不仅仅是学科层面的整合，更需要政府层面的协同合作机制。政府在其中的作用是推动"体医融合"向更深层次发展的关键②。

6.王世强等关于疾病预防、治疗与康复的综合论述

"体医融合"被看作是通过运动健康进行疾病预防、治疗康复的过程，这凸显了其在健康领域的广泛应用，尤其是在预防和康复方面具有显著作用。这一视角将"体医融合"与健康管理的全过程相连接，强调其对全民健康的全面促进作用③。

7.刘海平等关于专业人员在促进身体健康过程中具体角色的观点

"体医融合"被认为需要相关专业人员将医学和体育方面的知识应用于疾病预防、治疗和康复的各个阶段。这说明其不仅关注学科间的交叉，更注重专业人员在身体健康全程促进中的角色。这为"体医融合"的实践提供了具体指导④。

---

① 李璟圆,梁辰,高璨,等."体医融合"的内涵与路径研究——以运动处方门诊为例[J].体育科学,2019,39(7):23-32.

② 胡扬.从体医分离到"体医融合"——对全民健身与全民健康深度融合的思考[J].体育科学,2018,38(7):10-11.

③ 王世强,吕万刚."健康中国"背景下慢性病防治的"体医融合"服务模式探索[J].中国慢性病预防与控制,2020,28(10):792-797.

④ 刘海平,汪洪波."体医融合"促进全民健康的分析与思考[J].首都体育学院学报,2019,31(5)454-458.

（三）"体医融合"的历史演变

"体医融合"的历史演变可以划分为四个阶段：（见表1-1）

1.体医独立阶段（1949—2001年）

在这一时期，"体医融合"的概念尚未被正式提出，体育和医学领域相对独立发展。此阶段注重体育锻炼和医学治疗的传统理念，尚未形成明确的融合方向。

2.体医结合阶段（2002—2015年）

随着全社会健康意识的提高，体育与医学开始有更多交集。这一阶段的关键在于开始探讨如何将体育和医学进行结合，以便更全面地关注个体的健康需求。

3."体医融合"阶段（2016—2020年）

进入这一阶段，"体医融合"的理念逐渐清晰，国家层面也正式提出相关纲要。此时期标志着政府对"体医融合"的重视，为其实践提供了更为明确的指导。

4.体卫融合阶段（2021年至今）

当前阶段强调了体育与卫生健康部门的协同作用，形成全社会共同参与的运动促进健康模式。在"健康中国"战略的推动下，"体医融合"逐渐融入更广泛的健康管理体系。

表 1-1 "体医融合"历史演变阶段

历史演变阶段	相关内容
体医独立阶段 （1949—2001 年）	1952年，毛主席提出国民体育发展的指导方针——"发展体育运动，增强人民体质"。1954年，原国家体委借鉴苏联模式，制定了《劳动卫国体育制度》，广泛开展"爱国卫生运动"。1982年，《中华人民共和国宪法》首次规定，"国家发展体育事业，开展群众性的体育活动，增强人民体质"。 1995年，国务院颁布了《全民健身计划纲要》，提出要更广泛地开展群众性体育活动，增强人民体质。同年，《中华人民共和国体育法》正式颁布实施，全民健身工作步入法治化轨道
体医结合阶段 （2002—2015 年）	2002年，党的十六大第一次把全民健身写进工作报告，指出要"形成比较完善的现代国民教育体系、科技和文化创新体系、全民健身和医疗卫生体系"，全民健身由"增强体质"进入"健康促进"的发展阶段。 2009年8月，国务院颁布《全民健身条例》，是我国全民健身事业法治化、规范化的重要标志
"体医融合"阶段 （2016—2020 年）	2016年10月，中共中央、国务院印发《"健康中国2030"规划纲要》，提出了"加强"体医融合"和非医疗健康干预"，要求推动形成体医结合的疾病管理与健康服务模式，发挥全民科学健身在健康促进、慢性病预防和康复等方面的积极作用。 2016年10月，国务院办公厅印发《关于加快发展健身休闲产业的指导意见》，提出应加强科学健身指导，积极推广覆盖全生命周期的运动健康服务，发展运动医学和康复医学，发挥中医药在运动康复等方面的特色作用。 2017年1月，国务院办公厅印发《中国防治慢性病中长期规划（2017—2025年）》，提出应促进"体医融合"，在有条件的机构开设运动指导门诊，提供运动健康服务。社区卫生服务中心和乡镇卫生院逐步开展超重肥胖、血压血糖升高、血脂异常等慢性病高危人群的患病风险评估和干预指导，提供平衡膳食、身体活动、养生保健、体质辨识等咨询服务。 2019年7月，国务院印发《关于实施健康中国行动的意见》，提出应推动形成体医结合的疾病管理和健康服务模式

历史演变阶段	相关内容
体卫融合阶段（2021年至今）	2021年7月18日，国务院印发《全民健身计划（2021—2025年）》，提出推动体卫融合。探索建立体育和卫生健康等部门协同、全社会共同参与的运动促进健康模式。推动体卫融合服务机构向基层覆盖延伸，支持在社区医疗卫生机构中设立科学健身门诊。推进体卫融合理论、科技和实践创新，推广常见慢性病运动干预项目和方法。推广体卫融合发展典型经验

国务院颁布《健康中国行动（2019—2030年）》标志着"体医融合"在国家层面被正式提出，意味着"体医融合"将在更大范围内得到推动和实施，其发展方式也将受到"健康中国"战略背景的深刻影响。

二、"体医融合"理论在整体健康中的作用

（一）全方位健康促进

1.理论基础与实践目标

首先，"体医融合"的理论基础扎根于深度融合体育和医学的概念，旨在实现全方位的健康促进。在"体医融合"的实践目标方面，着眼于解决社会普遍存在的全民健康问题。这一目标不仅强调对疾病的治疗，更注重在全方位、多层次上促进个体的健康。通过将体育和医学进行有机结合，提供更综合、个性化的健康服务，"体医融合"力图改变传统医疗模式的单一性，从而更好地服务社会大众的整体健康需求。其次，理论基础的深度融合使得"体医融合"更具专业性。这不仅包括医学和体育领域的专业知识，还涉及管理、政

策制定等多个领域的专业知识，为"体医融合"的实际操作提供了多领域、多层次的专业支持。最后，在实践目标方面，"体医融合"积极响应"健康中国"战略，成为实现这一伟大目标的重要途径。通过提高全民的身体健康水平，有力地助推了"健康中国"目标的实现。这一实践目标凸显了"体医融合"的社会责任感和实用性，强调其作为一种健康促进方式的战略意义。

在这一体系中，"体医融合"不仅是简单地将体育和医学的元素堆砌在一起，更是通过深度融合，形成一种既有理论支持又有实际应用的综合性体系。这为推动整体健康、服务全民提供了理论基础和实践路径。

2.身体活动与医学的有机结合

首先，"体医融合"中的"体医有机结合"强调了身体活动与医学的深度交融。这不仅是简单地将运动方式和医学观念放在一起，而是通过理论和实践的有机结合，创造出一种更为综合有效的健康促进方式。在这个方式中，身体活动被看作是医学的一部分，而医学则通过运动方式的引导，更好地服务于个体的健康需求。其次，体医有机结合不仅局限于理论层面，还包括将体育元素科学有效地应用于医学治疗的各个环节。这种实践上的有机结合突破了传统医学与运动的界限，为医学的应用提供了新的可能性。通过将运动元素纳入医学治疗的方方面面，可以更全面、个性化地应对患者的健康问题，提升治疗的效果和体验。再次，体医有机结合为健康促进提供了新的范式。传统上，医学与运动往往被视为两个独立的领域，而"体医融合"通过有机结合的方式，将二者相互渗透，形成相辅相成的体系。这种新的范式不仅丰富了健康促进的手段，也提高了整体健康管理的水平，实现了医学与运动在健康促进方面的协同作用。最后，医学和运动在实践中的有机结合为"体医融合"的推广和应用提供了实际路径。通过在医疗实践中引入体育元素，不仅可以增加患者对治疗的积极性，还能更好地适应患者的个体差异。这种实际路径的建立有助于更广泛地推广"体医融合"理念，使其在医学和运动领域得到更为深入的应用。

总体而言，"体医融合"中身体活动与医学的有机结合不仅是理论上的创新，更是实践中的变革，它为健康促进提供了新的理论和实践范式，为整体健康管理开辟了新的路径。这一有机结合的特性使得"体医融合"更具有前瞻性和可操作性，为未来健康促进领域的发展注入新的活力。

3.解决社会全民健康问题

首先，"体医融合"作为新型的健康管理理念，以解决社会全民健康问题为实践目标。通过深度融合体育和医学，"体医融合"提供了更具个性化的健康服务，从而更好地满足不同个体的健康需求。这种个性化服务的推广能有效应对社会普遍存在的健康问题，为每个个体提供量身定制的健康管理方案。其次，"体医融合"不仅关注疾病的治疗和康复，更强调对整体生活方式的积极引导。通过促进身体活动与医学的全方位渗透，"体医融合"倡导健康生活方式的养成，包括合理的饮食、规律的运动以及有效的应激管理。这一综合性的健康促进策略能在社会层面推动人们形成更加健康的生活方式，从而在根本上改善全民健康水平。再次，"体医融合"在解决全民健康问题方面注重预防。通过健康运动进行疾病预防，"体医融合"不仅关注疾病的早期干预，更强调通过体育活动的参与来减少慢性病的发病率。这种预防性的健康管理理念能降低整体医疗负担，为社会提供更加经济、高效的健康服务。最后，"体医融合"实践目标的实现能全面提升社会的健康水平。通过个性化服务、全方位健康促进和预防性的管理，"体医融合"为社会提供了更为全面、科学的健康解决方案。这一综合性的健康理念能推动社会形成更加注重健康、积极参与运动的文化氛围，从而为全民健康问题的解决奠定坚实基础。

"体医融合"作为一种具有前瞻性和可操作性的健康管理理念，以解决全民健康问题为核心目标。通过提供个性化服务、引导健康生活方式、注重预防性管理，"体医融合"在全面提升社会健康水平方面具有显著的潜力，为构建更加健康、充满活力的社会作出积极贡献。

（二）"健康中国"伟大目标的实现

1.强力助推器的地位

首先，作为健康促进的强力助推器，"体医融合"在实现"健康中国"伟大目标方面具有显著的地位。其核心理念在于通过深度整合体育和医学资源，为全民提供个性化、综合性的健康服务，从而在全社会范围内提升人们的身体健康水平。这一理论框架为"健康中国"提供了系统性的战略方向，从而使其成为推动国家健康事业迈向更高水平的引领力量。其次，"体医融合"通过提高全民的身体健康水平，为实现"健康中国"目标提供了具体可行的途径。通过提供个性化的服务，该理念致力于满足不同人群的健康需求，推动全社会形成更为健康的生活方式。这种以人为本、全面健康管理的方式对于实现"健康中国"目标至关重要，为建设一个健康、充满活力的国家奠定了坚实基础。再次，"体医融合"强调的全方位健康促进方式，对于应对当今社会面临的多元化健康问题具有深远的影响。通过深化体育与医学的融合，该理论提出了一种超越传统医学模式的全新健康管理范式。在这一范式中，健康不再仅仅是对疾病的治疗，更是对整体生活方式和身体健康的全面关注，为实现全面健康的"健康中国"目标提供了前所未有的思路和方法。最后，"体医融合"作为强力助推器的地位不仅体现在理论框架上，更在于其在实际应用中对社会健康事业起到积极推动作用。通过整合体育和医疗资源，搭建服务体系，提升专业人员的综合能力，该理论为健康服务提供了高效、全面的解决方案。这不仅有助于全面提升国民的健康水平，也为实现"健康中国"伟大目标注入了源源不断的活力。

"体医融合"作为实现"健康中国"目标的强力助推器，不仅在理论层面提供了前瞻性和可操作性的方案，更在实践中通过推动全社会形成健康生活方式、提升全体人民的身体健康水平，为构建一个更加健康、活力的国家作出了显著贡献。

2.全面健康促进与国家战略的契合

首先，"体医融合"所追求的全面健康促进与"健康中国"国家战略的契合体现在理论框架上。通过深化体育与医学的有机结合，该理论提供了一种全方位、个性化的健康促进方式，符合"健康中国"国家战略构建全面健康的目标。理论框架的契合性使"体医融合"成为推动国家战略实现的科学指导。其次，全面健康促进与国家战略的契合体现在其服务目标上。该理论不仅关注疾病的治疗和康复，更关注整体生活方式，为全民提供更为全面、个性化的健康服务。这符合"健康中国"国家战略中提出的以人民为中心、强调全面健康管理的理念，使得"体医融合"成为国家战略的重要支持。再次，"体医融合"通过深度融合体育和医学，为提升全体人民的身体素质提供了科学实用的途径。这种契合性使得"体医融合"在国家战略实施中发挥了积极的作用，为人们身体素质的提升提供了有效的保障。最后，全面健康促进与国家战略的契合体现在对生活方式的积极引导上。该理论注重在实践中引导人们养成健康的生活方式，不仅是通过医学手段对疾病进行干预，更强调通过体育活动等手段引导人们形成健康的行为习惯。这与"健康中国"国家战略中提倡的形成健康生活方式的目标高度契合。因此，"体医融合"在引导人们养成积极健康的生活方式方面，为国家战略目标的实现提供了创新的方案。

"体医融合"所追求的全面健康促进与"健康中国"国家战略之间的契合性体现在理论框架、服务目标、身体素质提升和生活方式引导等多个层面。其紧密契合为国家战略提供了科学、实用的方法和战略指导，有助于建设更加健康、充满活力的国家。

三、"体医融合"理论对医学和体育的重要性

（一）促进医学与体育的跨界合作

1.突破传统医学边界

首先，"体医融合"的核心在于鼓励医学与体育进行跨界合作，这标志着对传统医学边界的突破。传统医学往往局限于疾病的治疗，而"体医融合"通过将体育元素与医学知识相结合，打破了这一边界，拓展了医学的应用领域。这种跨界合作为实现全面健康促进提供了新的途径。其次，"体医融合"的跨界合作强调了全方位的健康服务。传统医学通常在治疗疾病时发挥作用，而"体医融合"不仅服务于治疗，更注重预防和促进健康。通过将体育元素纳入医学治疗的各个环节，实现全方位地促进身体健康，这种服务理念是传统

医学所不具备的。跨界合作的引入使得健康服务更具综合性和前瞻性。最后，"体医融合"跨界合作注重科学性和实践性。传统医学和体育往往在理论和实践之间存在较大鸿沟，但"体医融合"的跨界合作通过科学有效的方式将两者结合。这不仅要求专业人员精通医学专业知识，还需要了解运动的科学原理，使得治疗和健康促进更加科学和有效。这种跨界合作的实践积累有望推动医学和体育领域的发展。

2.共享资源与知识

首先，"体医融合"在共享资源与知识方面强调医学与体育领域的专业知识的相互渗透。这种渗透不仅涉及医学专业人员了解体育的相关知识，还包括体育领域专业人员对医学的理解。通过共享专业知识，相关专业人员可以更全面地理解身体活动对健康的影响，从而提供更具个性化、综合性的健康服务。其次，合作共享强化了两个领域的专业性。医学和体育各自拥有丰富的专业知识，而"体医融合"通过共享这些专业资源，使得合作更为有力。医学专业人员可以借助体育专业人员的知识，更好地理解运动对身体的益处，制定更加科学有效的治疗方案。体育专业人员则能够借助医学的知识，更好地了解运动在康复和健康促进中的作用。这种合作共享促进了整个团队专业水平的提高。最后，合作共享为健康服务提供了更为全面的支持。通过将医学与体育的知识资源共享，形成了更全面的服务体系，不仅可以提供针对性的治疗方案，也能够制订个性化的运动计划，使健康服务更贴切个体需求。这种全面的支持有望进一步提高健康服务的效果，推动"体医融合"理念的更深入人心。

（二）促进专业人员的全程参与

1.整合医学和体育领域的专业人才

首先，"体医融合"实现的关键在于专业人员的全程参与。这包括来自医学和体育领域的专业人才，他们需要共同参与并融合各自的专业知识，以形成更为综合和全面的服务模式。医学领域的专业人员需要理解体育对身体的影响，而体育领域的专业人员则需要了解医学方面的健康知识。这种整合不仅涉及知识层面的融合，还需要专业人才在实践中相互协同。其次，专业人员的全程参与意味着他们需要具备全方位的服务能力。这不仅包括对疾病的治疗和康复方面的专业知识，还包括对运动的规划和指导等体育领域的技能。因此，需要培养一支既懂医学又懂体育的专业人才队伍，以确保在"体医融合"中能够提供高水平的服务。最后，专业人员的全程参与为"体医融合"提供了实践的基础。在实际应用中，医学和体育专业人员可以共同制定个性化的健康方案，这样既考虑了疾病的治疗需求，也充分利用了运动的健康促进作用。这样的实践基础是"体医融合"理论得以贯彻的重要保障，通过实际案例的验证和经验的积累，不断优化服务流程和提升服务质量。

总的来说，专业人员的全程参与是"体医融合"能够成功实现的基础。他们的知识整合和实践经验为这一理念提供了坚实的支持，促进了医学和体育领域的更深层次合作，为健康服务的创新和提升奠定了基础。

2.身体健康全程促进

首先，"体医融合"的核心理念在于实现身体健康全程的促进。

这不仅是关注特定疾病的治疗，更强调专业人员在整个健康过程中的全程参与。在预防阶段，专业人员可以通过评估个体的身体状况和生活方式，提供定制的运动计划，以降低患病风险。这种全程关注的特点使得健康服务更加综合化，并更贴切个体需求。其次，身体健康全程的促进需要医学和体育知识的有机结合。在预防阶段，专业人员可以基于医学知识提供科学合理的运动建议，避免运动对患者带来潜在风险。在治疗和康复阶段，通过结合医学治疗和体育锻炼，实现更有效的康复过程。这种知识的整合不仅提升了健康服务的水平，也为个体提供了更全面的治疗方案。最后，专业人员在身体健康全程的促进中发挥着关键作用。他们不仅需要具备医学和体育领域的专业知识，还需具备全程关注的服务意识。通过全方位的健康服务，专业人员可以更好地协助个体在生活中养成健康的行为和习惯，提升健康水平。

第二节　"体医融合"理论发展

一、古代"体医融合"理论的雏形

（一）古代西方医学与体育的初步联系

1.希腊医学中的运动观念

古希腊医学家希波克拉底（Hippocrates）提出了"人类最好的医生就是空气、阳光和运动"这一观念。他认为通过适度的体育锻炼可以预防疾病，为后来"体医融合"理论的形成提供了早期的理念支持。

2.古代罗马医学中的运动疗法

古罗马时期的医学家盖伦（Galen）对运动疗法有着深刻的研究。他提出了在治疗疾病中应用运动的理念，强调运动对于调整体内体液平衡和促进血液循环的重要性。这种医学与体育的初步结合为后来的"体医融合"理论提供了实践基础。

（二）中医养生理论初步涉及体育

1.《黄帝内经》中的运动观念

《黄帝内经》分为《灵枢》《素问》两部，传世于春秋战国时期，被认为是中国传统医学四大经典之一，也是我国医学宝库中现存成书最早的医学典籍，涵盖了生理学、病理学、诊断学、治疗原则和药物学等多个领域。这部经典通过黄帝、岐伯及雷公对话和问答的形式，阐述了病机病理的同时，强调了不仅要治已病，更要治未病，提倡养生、摄生、益寿、延年的理念，为后世的医学发展奠定了深厚的理论基础。《黄帝内经》中提出了"升降出入"的运动观点，认为物质世界中的一切事物都是在这种运动中生生化化。

（1）恒动观

《黄帝内经》深刻阐述了运动在生命中的重要地位，强调一切事物都是在"升降出入"的运动中生生化化。这种观点揭示了生命存在的基本规律，将人体的生理活动与自然界的运动规律相统一。人体的"生长壮老已"以及自然界的"生长化收藏"都是"升降出入"运动的体现。运动不仅是自然界的法则，更是生命存在的基本方式。通过"升降出入"运动，人体的气血得以流通，脏腑功能得以协调。这个恒动观凸显了运动在维持生命活力、促进身体健康方面的不可或缺性。

（2）运动要适度

《黄帝内经·素问·经脉别论》中强调"故春秋冬夏，四时阴阳"，提出四时阴阳变化的观点。在这个基础上，《黄帝内经》主张运动要适度，合理地选择运动方式与强度，以顺应四时阴阳的变化。这种观点不仅体现了与自然同步的养生理念，也为人们在不同季节选择适宜的运动方式提供了指导。"形劳而不倦"成为合理劳动或运动的标准。在运动中，适度的运动可以促进血液循环、增强免疫力，但也强调应避免过度疲劳。劳逸结合的理念为人们提供了科学的运动指导，使运动更加有益于身体健康。

（3）动静结合

《黄帝内经》强调形体与精神的整体调摄，提倡"形神共养"，即通过动静结合的方式保持身心和谐。这体现在"动以养形"和"静以养神"两个方面，旨在通过有节制的运动和内心的宁静达到身心共同健康。"动以养形"强调通过适度运动来提高免疫力，使身体充满活力。这一观点在当今免疫学研究中仍然具有现代意义，为运动作为免疫调节手段的合理性提供了理论依据。

（4）四时有别

《黄帝内经·灵枢·本神》中指出："故智者之养生也，必顺四时而适寒暑。"这一观点强调了在不同的季节，应根据气候条件的差异进行不同的运动，体现了人与环境相协调的养生原则，为人们的运动选择提供了更为详细的指导。这种"与天地相应"的理念强调了人与自然的和谐关系，为体育锻炼提供了与自然同步的养生方向。

《黄帝内经》蕴含的运动理念既具有深厚的文化底蕴，又对当代运动医学、养生学等领域有着深远的影响。

2.运动在中医治疗中的应用

首先，古代中医在实践中逐渐认识到运动对一些疾病具有治疗效果，并在临床实践中积累了宝贵的经验。其中，气功作为一种传统的运动形式，被纳入中医治疗的范畴。气功强调调整呼吸和运动身体，以达到调和气血、强身健体的目的。通过气功的练习，可以改善人体的气血循环，调整脏腑功能，达到治疗一些慢性病的效果。这种融合运动的治疗方式体现了中医在实践中对运动潜在价值的初步认知。

其次，太极作为一种中国传统的武术形式，也逐渐被纳入中医治疗的范畴。太极强调身体的柔和流畅运动，注重呼吸的调整，能够改善人体的协调性和灵活性。在中医理论中，太极被认为具有调和阴阳、顺畅气血的作用，从而在一定程度上能够帮助治疗一些慢性病。通过太极的练习，可以增强体质，提高免疫力，对于一些慢性疾病的康复起到积极的作用。

再次，中医对运动治疗的应用逐渐从传统的气功和太极拓展到其他形式的运动。例如，中医体质辨识理论逐渐引入运动的概念，认为不同体质的人在运动方式上应该有所区别。有的人适合剧烈的运动，有的人则适合柔和的运动，这种因体质差异而个体化的运动处方在中医治疗中逐渐得到了应用。结合患者的体质状况，医生可以制定个性化的运动康复方案，从而提高治疗的效果。

最后，中医运动治疗逐渐与现代运动医学相结合，形成更为系统和科学的"体医融合"理论。现代医学的发展使得人们对运动的认识更加深入，通过科学的手段对运动的生理、病理效应进行了详细研究。中医在这一背景下，更加注重结合传统医学理论和现代科学研究成果，进一步拓展了运动在中医治疗中的应用领域。"体医融合"理论综合了古代中医运动治疗的经验和现代医学的科学认知，为运动在中医治疗中的实践提供了更为系统和完善的理论框架。

二、中世纪及文艺复兴时期对体医关系的认知

（一）身体锻炼与健康的再次关联

1.中世纪医学家对体育的重新认知

在中世纪，一些医学家重新审视体育对身体健康的影响。他们开始关注身体锻炼与健康的关系，提倡通过适度的体育活动来维持健康。这种重新认知为后来的"体医融合"理论的发展提供了实践基础。

2.体育活动医学价值的认识提升

中世纪医学家对体育活动的认识逐渐升华，开始强调运动对心血管、呼吸系统等的积极影响。通过对身体锻炼进行系统性研究，医学家对体育活动的医学价值有了更深层次的认识，为"体医融合"理论的初步形成打下了实践基础。

（二）文艺复兴时期的医学与体育重启关系

1.人文主义思想的兴起

在文艺复兴时期，人文主义思想的兴起促使医学重新关注人体的结构和功能。学者们开始从更为综合的角度看待人体，这种人文主义的思想氛围对医学与体育关系的重新审视起到了推动作用。

2.医学的人本主义转变

文艺复兴时期的医学开始从以神秘主义为主导的传统医学向人本主义的方向发展。医学家开始更深入地研究人体结构，注重通过理性手段理解和治疗疾病。这为"体医融合"理论的形成奠定了理论基础。

在文艺复兴时期，人文主义思想的兴起推动了医学从神秘主义向人本主义的转变。医学与体育关系重新受到重视，体育活动的医学价值逐渐被重新认知。随着医学理论的发展和对体育的重新认知，"体医融合"理论开始在理论和实践层面初步形成。

三、启蒙运动时期与近代"体医融合"理论的初步形成

(一)启蒙时代对体医关系的理性认知

1.理性思考的兴起

启蒙思想家强调理性和科学，这种理性主义的风潮也渗透到医学与体育关系的认知中。人们开始更为系统和科学地探讨运动与健康之间的联系。

2.运动与身体健康的理性论述

启蒙时代的一些思想家开始反思运动对身体健康起到的积极作用。他们通过对人的身体结构和生理功能进行深入研究，提出了运动对智力、心理和道德发展的促进作用。这种理性论述为"体医融合"理论的形成提供了启示。

（二）近代医学与运动医学的崛起

1.近代医学的飞速发展

近代医学的飞速发展为"体医融合"理论提供了理论基础。新的医学理论和技术的涌现使人们对健康有了更深入的理解，也促使人们对体育在维护健康中的作用进行更为深入的思考。

2.运动医学的兴起

运动医学作为新兴学科在近代逐渐崭露头角。该学科以科学的方法研究体育与医学的关系，关注运动对身体各个系统的影响。运动医学的兴起推动了医学对体育的更深层次研究，为"体医融合"理论的初步形成提供了实践支持。

四、新时代"体医融合"理论的发展和演进

（一）"健康中国"背景下的"体医融合"

1.建设"健康中国"的背景

党的十八届五中全会明确提出推进"健康中国"建设。后来在《"健康中国2023"规划纲要》中提出，将人民健康放在优先发展的战略地位。这一背景下，"体医融合"理论再次受到重视，被视为实现全民健康的有效途径。政策上对"体医融合"的支持为其发展提供了有力保障。

2.政策层面的支持

为实现"健康中国"的目标，政府在政策层面对"体医融合"提供了积极支持。通过颁布相关法规和政策，推动医学与体育的深度融合，鼓励社会各界积极参与到全民健康的建设中。这为"体医融合"理论的深入发展提供了政策基础。

3.实践中的深化发展

在"健康中国"建设的大背景下，"体医融合"理论在实践中得到了进一步的发展。各类健康活动逐渐融入日常生活，人们对健康的认知逐渐转变。通过推广体育锻炼、健康管理等手段，"体医融合"理论在实践中得到了更为深化的应用。

（二）跨学科研究的新视角

在新时代，跨学科研究成为学术研究的新趋势。为了更好地理解"体医融合"的内涵，研究者们将目光从单一学科扩展到多个领域。不仅关注医学与体育的关系，还纳入心理学、社会学等多个领域的知识。这为"体医融合"理论提供了更为广泛的学科支持，使得"体医融合"理论更加全面和多元。这种跨学科的研究方法拓宽了理论的深度和广度。

第三节　我国体医深度融合的协同发展

一、协同学核心理论概述

（一）协同学的起源、基本概念和意义

协同学作为一门涉及多个学科领域的学科，主要聚焦于个体与群体之间的相互作用，着眼于协同、合作与创新的理论体系。其研究范围涵盖了从个体到组织、社会的各个层面，旨在深刻理解协同行为的本质和机制。

1.协同学的起源

协同学的起源可以追溯到人类社会中存在协同性质的社会行为。在人类漫长的历史中，团队合作、组织协同等协同行为在社会生活中普遍存在。这些行为反映了人类对共同目标的追求，展现了协同行为对于社会团结和发展的重要作用。随着社会的不断发展，人们对于协同行为的研究逐渐深入，并且逐渐形成一门独立的学科，即协同学。协同学的兴起得益于跨学科研究的推动，包括但不限于社会学、心理学、管理学、计算机科学等多个学科的交叉融合。

2.协同学的基本概念

协同学关注的核心概念是"协同"与"合作"。这两者紧密相连，协同通常指多个个体或组织共同努力以达到更大成就的过程，而合作强调个体或组织为了共同的目标而共同努力。协同学将创新作为研究的重要对象之一。不仅是单一的创新，更注重通过协同与

合作实现的创新，即协同创新，这涉及在多方合作中创造新的思想、方法、产品等。协同学通过对协同行为的深入研究，试图揭示协同的本质和机制，这包括个体间的互动方式、信息共享、决策过程等方面，旨在理解协同行为的内在规律。

3.协同学对人类社会的意义

协同学的研究有助于理解协同行为如何促进社会的团结。通过合理的协同安排，个体和群体能够更好地协同作战，共同面对社会中的各种挑战。在组织管理领域，协同学的研究成果可以指导组织如何更好地利用协同机制，提高组织的绩效，这涵盖了团队协同、跨部门协同等多个层面。协同学对于创新的关注，尤其是协同创新，有助于推动科技和社会的创新。通过深入理解协同创新机制，可以为科研团队、产业联盟等提供更好的合作框架，加速创新的发展过程。协同学关注个体与群体之间的相互作用，这有助于提高人际关系的和谐程度。通过理解协同的原理，个体在协同中更容易建立信任、理解和共鸣，从而提高团队的凝聚力。

（二）核心理论的主要内容

1.协同的内在机制

（1）个体合作动机

协同学深入研究个体参与协同的动机，其中个体合作动机是协同的内在驱动力。个体在协同中追求实现共同目标的动机被认为是协同行为发生的基础。个体可能受到社会认同、奖励激励等多方面因素的影响，从而形成对协同的积极态度。

一方面，个体的社会认同感在协同中起着重要作用。通过协同，个体可以获得团队的认可和尊重，从而增强其社会认同感。这种认同感不仅促使个体更积极地参与协同，还有助于构建团队凝聚力。

另一方面，奖励激励也是个体参与协同的关键动机。奖励激励不仅包括物质奖励，如薪酬、奖金，还包括非物质奖励，如荣誉、认可等。个体在协同中期望通过贡献获得相应的奖励，从而保持积极的合作态度。

（2）信息共享与沟通

协同学强调信息共享与沟通在协同内在机制中的重要性。信息共享是指团队成员分享彼此的信息资源，以促进共同目标的达成。沟通则是实现信息共享的关键手段，通过有效的沟通可以减少信息不对称，提高团队成员的理解和协调能力。

在协同中，信息共享有助于团队成员共同理解问题，减少误解和偏见。通过分享各自的专业知识和经验，团队可以更全面地看待问题，从而提高解决问题的效果。

有效的沟通是信息共享的保障。团队成员需要通过明确的沟通渠道和方式进行信息传递，避免信息丢失和失真。良好的沟通有助于构建团队信任关系，增强团队的协同效果。

2.协同的影响因素

（1）个体层面的影响因素

在协同学的研究中，信任是个体层面最为重要的影响因素之一，团队成员之间的信任程度直接影响协同的效果。信任的建立涉及个体的可靠性、透明度和责任感等方面。当团队成员之间建立了高水平的信任关系时，他们更愿意分享信息、承担责任，从而提高协同效果。团队认同是指个体对团队的认可度和归属感，个体在团队中是否能够建立起强烈的团队认同感直接影响其在协同中的投入程度，团队认同感强的个体更愿意为实现团队的共同目标而努力，积极参与协同活动。

（2）组织层面的影响因素

组织文化对协同有着深远的影响，组织文化包括组织价值观、行为规范、共享的信仰等元素。当组织文化与协同目标相一致时，有利于形成共同的合作理念和价值观，提高团队成员的协同效能。例如，强调团队合作和创新的组织文化有助于激发成员的协同潜力。

领导风格在组织层面对协同产生显著影响，领导者的行为和决策方式直接塑造团队成员的态度和行为。鼓励团队成员参与决策、激励团队合作的领导风格有助于营造积极的协同氛围。相反，过于强调个人主义和竞争的领导风格可能导致团队内部的不和谐，影响协同效果。

（3）环境层面的影响因素

在协同学的研究中，环境层面的影响因素也备受关注，外部环境对协同效果具有潜在的影响。经济、政治、社会等方面的变化可能导致外部环境的不确定性增加，从而可能对团队的协同行为产生负面影响。在不确定的外部环境中，团队需要更灵活、更高效地进行协同，以适应变化。技术因素是当今协同学研究中的热点之一，随着信息技术的飞速发展，新兴技术的引入对协同方式和效果产生了深远的影响。云计算、大数据、人工智能等技术的应用为协同提供了新的工具和平台，加速了信息的传递和处理，促进了团队成员的远程协同。

3.协同的模型与框架

（1）协同创新模型

协同学建立了一系列协同的模型与框架，协同创新模型是其中之一。该模型包括问题定义、信息搜索、方案生成和实施等多个阶段。在问题定义阶段，团队明确协同的目标和任务；在信息搜索阶段，团队获取、整合和分享信息；在方案生成阶段，团队成员经过协同努力产生创新性的解决方案；在实施阶段，团队将方案付诸实践，完成协同创新的过程。

（2）协同行为框架

协同学提出的协同行为框架有助于理解协同行为的结构。该框架通常包括协同的主体、目标、环境、过程和结果等要素。协同的主体是指参与协同的个体或团队；协同的目标是指共同的任务或目标；协同的环境包括内部环境和外部环境两个方面；协同的过程是指参与者在实现协同目标过程中的活动和互动；协同的结果是指实现协同目标所获得的成果。

二、全民健身与全民健康融合发展路径

（一）全民健身的背景和发展历程

首先，全民健身作为国家战略，其背后有着深刻的背景和发展历程，这一国家战略源于国家对国民身体素质的长期关切。在中国现代化发展的进程中，对人民身心健康的关注逐渐上升至国家层面，国家越来越认识到人民健康对长期繁荣稳定的重要性。全民健身作为一种国家战略，不仅是对体育事业的支持，更是对国民整体素质的重视，是实现人的全面发展的手段之一。其次，全民健身事业在发展历程中经历了从提出到成熟的演变。20世纪末至21世纪初，全民健身事业在中国取得了显著的成就。这一阶段的发展主要体现在国家对全民健身的高度关注，以及在政策层面对全民健身事业的明确支持。国家从提出全民健身到将建设体育强国纳入国家战略，体现了全民健身事业在国家整体发展中的战略定位。建设体育强国的

目标不仅是发展体育事业，更是通过体育来提高全民的身体素质，促进人的全面发展。再次，实现全民健身的过程中，国家采取了一系列的措施。其中，加强体育基础设施建设是关键一环。国家加大对各级各类体育设施的投入，提升了全民参与体育运动的便利度。同时，扩大体育赛事和活动的覆盖面也是全民健身事业取得成就的重要因素。通过举办多样化的体育赛事和活动，鼓励人们积极参与，提高了人们对体育的兴趣和参与度。这一系列措施的实施使全民健身事业呈现从初创阶段到成熟阶段的良性发展轨迹。最后，全民健身事业对国家的意义不仅在于促进人们身心健康，更在于推动国家全面发展。人的身体素质是综合素质的基础，它对提高整体国民素质、增强国家竞争力都有着积极作用。通过全民健身，国家不仅在医疗卫生领域减轻了医疗负担，更在社会层面营造了积极向上的文化氛围。同时，全民健身事业的成功发展也为国家体育事业的崛起提供了坚实的基础。

总的来说，全民健身作为国家战略，其背后有着深刻的背景和发展历程。通过一系列措施的实施，全民健身事业实现了从初创到成熟的良性发展。全民健身事业不仅是促进人们身心健康的手段，更是推动国家全面发展的有效途径。

（二）全民健康的概念与内涵

首先，全民健康作为一个概念，不仅强调身体健康，还明确了其全面性。全民健康的提出反映了对传统健康概念的拓展，它更注重的是个体的整体健康，包括身体、心理和社会多个方面。这个全面性的概念在当代社会背景下具有重要的意义，因为人的健康状况受多种因素综合影响，仅仅关注身体健康已经不能满足当代人对健康的需求。其次，全民健康的内涵体现在对健康的多维度关注上。传统的健康观念往往以生理指标为主，而全民健康更为广义，它不仅包括身体健康，还涵盖了心理健康和社会健康等多个层面。身体健康作为基础，心理健康和社会健康作为补充，共同构成了全面健康的内涵。这一多维度的关注有助于更全面地理解和评价个体的健康状况，为全面健康管理提供了更丰富的参考。再次，全民健康关注的不仅是疾病的治疗，更注重的是健康的维护和促进。传统医学往往强调对疾病的治疗，而全民健康提倡的是在全生命周期内对健康的全面管理，这包括对潜在风险的预防、对生活方式的管理、对心理健康的关注等方面。通过全面的健康管理，个体可以更好地维持身心健康，提高生活质量，实现身体健康的最佳状态。最后，全民健康的概念在当代社会具有重要的学术和实践价值。从学术角度看，它为健康领域提供了更为完整的理论框架，推动了健康科学的发展。从实践层面看，全民健康的提出为社会各界提供了更科学、更系统的健康管理理念，有助于引导人们在日常生活中更好地关注和维护个体的全面健康。

总体而言，全民健康概念的提出为健康管理领域注入了新的内涵，通过对身体、心理和社会多方面的关注，为实现全面健康提供了更为科学和综合的路径。

（三）融合发展的路径探讨

首先，建立协同机制是实现全民健身与全民健康有机融合的关键一环。这一过程涉及多方面的协同合作，包括政府、体育机构、医疗卫生机构、社会组织等。政府在这一过程中扮演着主导和协调的角色，通过制定相关政策、规划和分配资源，推动各方形成紧密合作的关系。体育机构提供专业的体育运动服务，医疗卫生机构提供专业的医学服务，社会组织参与协同，共同构建全民健身与健康服务网络。其次，实现全民健身与全民健康的有机融合需要资源的协同合作。体育运动、医疗卫生、社会组织等领域的资源需要有机整合，形成合力。这种资源整合可以通过建立共享平台、合作机制等途径实现。例如，可以设立专业的全民健身与健康服务平台，将各方资源集中整合，提高资源利用效率。通过资源的有机融合，可以更好地为人们提供全面、高效的健康服务。最后，建立社会参与的激励机制是推动全民健身与全民健康有机融合的重要手段。通过政策、奖励机制等手段，鼓励个体积极参与全民健身活动，形成自觉维护健康的社会氛围。政府可以通过提供优惠政策、设立健康奖励等方式，激发人们的积极性，推动社会各界参与到全民健身与健康事业中来。这样的激励机制有助于形成更加健康、积极向上的社会氛围，促使个体更加自觉地关注和维护健康。

总之，全民健身与全民健康的融合发展路径需要在政策、组织和社会三个层面建立协同机制。在政策层面，需要明确相关政策，为融合发展提供法规支持；在组织层面，需要建立健康服务平台，整合各方资源；在社会层面，需要通过激励机制，引导社会各界积极参与。通过这三个层面的协同机制，全民健身与全民健康将实现有机融合，从而为国民提供更全面、更优质的健康服务。

三、探寻"体医融合"的时代价值与战略地位

（一）"体医融合"的时代价值

1.全面促进全民健康

首先，全面促进全民健康是"体医融合"时代价值的核心内容之一。这一理论基于对健康观念的深刻认知，不再将健康简单地理解为无疾病状态，而是强调全人健康，包括身体、心理和社会层面的全面发展。在这个时代，健康不再局限于医疗系统的范畴，而是

成为体育、医学、社会等多方面协同合作的共同责任。其次，预防为主的理念在"体医融合"理论中占据着重要地位。这一理念的核心是在全体人民中采取健康的预防措施，通过体育活动等方式降低患病风险，实现全面的健康管理。这种理念的创新使得健康观念从被动治疗转向主动预防，为全民提供更全面、更持久的健康服务。最后，健康生活方式的倡导成为"体医融合"理论的重要内容。除了传统的医疗手段，通过体育运动等方式培养良好的生活习惯，成为推动全民健康的有效途径。这一理念不仅强调了医疗系统中的健康治疗，更强调了个体在日常生活中的选择和实践。通过提倡健康生活方式，全民将更加主动地参与自身健康的维护，使得健康观念更加贴近实际，更易于在日常生活中实践。

总之，"体医融合"的时代价值是实现促进全民健康的目标，通过整合体育、医学、社会等方面的资源，为全体人民提供更全面、更高效的健康服务。这一理论的落地需要政府、专业机构和社会各界的紧密协作，共同致力于推动健康观念的创新和实践，为建设更加健康的社会奠定坚实基础。

2.提高医疗水平

首先，"体医融合"理论强调多元发展的医学，将传统医学与新兴的运动医学相融合，形成更为全面的医学体系。这全新的医学范式不仅包括对疾病的治疗，更注重运用运动、康复等方式辅助治疗，使医疗手段更为综合。运动医学的引入为医学领域带来了新的思维和方法，促使医学向着更为个性化和全面健康的方向发展。其次，"体医融合"理论突出了个性化治疗方案的实现。通过综合运用运动医学、康复等手段，为患者提供更加个性化的治疗方案。这种个性化治疗的理念体现了对患者需求的深刻理解，不再采用单一的治疗方式，而是根据个体差异制订更为精准的治疗计划，不仅有助于提高治疗效果，还能够更好地满足患者对医疗服务的期望。最后，"体医融合"理论对医学领域的创新发展提出了迫切要求，将运动医学等新兴领域融入传统医学，为医学注入新的活力。这一理念不仅丰富了医学的研究内容，也为未来的医学实践提供了更为多元的可能性。通过借鉴运动医学的理念和方法，传统医学得以不断更新，更好地满足社会的多元化需求，实现医学领域的可持续创新。

总之，"体医融合"理论为提高医疗水平提供了新的思路。全面整合传统医学和运动医学的优势、实现医学领域的多元发展和为患者提供个性化治疗方案，能为提高医疗水平开辟新的途径。这一理念的推广需要医学界、体育界、政府等多方的积极参与，形成多方合作的良好局面，共同致力于提高医疗水平。

3.促进体育产业发展

首先，"体医融合"理论将体育产业与医疗资源进行有机结合，促进了运动健康产业的崛起。传统的康复性运动不再是唯一形式，体育医学的研究和应用为体育产业注入更多创新元素，这为体育产业提供了新的增长点，促使其向更为健康、科学的方向发展。通过与医学领域的融合，体育产业得以更好地满足人们对全面健康的需求，实现了产业的双赢。其次，"体医融合"理论强调创新性的运动方式，不仅是传统的健身锻炼，更是通过医学思维和路径，运用体育方法和手段，促使身体恢复健康。这一理念为体育产业提供了更为广阔的市场前景，推动了运动方式的创新。新颖的运动方式通过引入医学的科学性，满足了人们对个性化、专业化运动的需求，同时创造了更多的商业机会，促进体育产业的不断拓展。最后，"体医融合"理论为体育产业提供了更多的发展机遇。通过医疗专业知识的融入，体育产业得以更好地理解人体运动的生理和病理特征，为人们提供更为科学的运动方案，这不仅有助于提高运动效果，还增加了人们对健康管理的投入，从而推动了体育产业的良性发展。医学专业知识的融入为体育产业带来了更多的专业性和可持续性，从而提升了其整体竞争力。

总之，"体医融合"理论使体育产业更好地融入健康产业体系，通过将运动与医学相结合，体育产业不仅是提供娱乐和锻炼的产业，更是促进全民健康的重要组成部分。这一理念的推动使得体育产业更加注重服务的全面性和科学性，推动了整个体育健康产业的快速发展。

（二）"体医融合"在国家战略中的地位

1.推进卫生健康体系的建设

首先，将"体医融合"纳入卫生健康体系建设的框架是卫生服务理念的一次重大突破。传统的医疗模式往往过于狭隘，主要关注疾病的治疗而忽视了全面健康的重要性。通过整合医疗与体育资源，建立更全面、更普及的卫生服务网络，国家将能够更好地满足人们的健康需求，实现从被动治疗到主动健康管理的转变。政府在这一过程中可以制定相关政策，激励医疗机构与体育机构共同参与，以便为人们提供更为全面、便捷的医疗服务。其次，"体医融合"战略在卫生健康体系中的战略地位表现在其倡导的一体化服务网络。通过整合医疗、康复和体育运动，建立起涵盖全民的服务网络，实现从疾病治疗到全面健康管理的转变。这为国家卫生健康体系的建设提供了全新的思路，强调健康服务应该更全面地覆盖人们的生命周期，并通过在全社会推广这一理念，促使人们更加注重自身身体素质的全面提升。通过建立一体化服务网络，国家卫生健康体系可以更好地满足不同人群的健康需求，提高服务的整体质量。最后，作为国家战略的一部分，"体医融合"战略可以引导卫生健康体系更加注重社区卫生服务的创新。社区卫生服务是卫生健康体系中的重要组成部分，直接关系到居民的基本健康需求。社区卫生服务的创新将使健康服务更贴近居民的实际需求，提高服务的实效性和社会吸引力。卫生健康管理部门可以通过开展定期体检、康复性运动等活动，在社区层面推广运动健康理念，实现对居民的全面健康管理。这不仅有助于提前预防慢性病，还能为卫生健康体系的可持续发展奠定基础。

2.促进医疗与体育产业的共同发展

首先，将"体医融合"战略纳入国家战略，为医疗与体育产业的共同发展提供政策支持，具有深远的战略意义。政府可以通过税收政策、财政投入等手段，为医疗机构与体育产业的合作创造有利条件。这样的政策支持将鼓励医疗机构与体育产业形成更紧密的伙伴关系，促使两者在服务提供、科研创新等方面实现更加紧密的协同合作，从而推动全新的健康服务模式的发展。

其次，在国家战略层面推动"体医融合"可以形成资源整合的合作模式。医疗机构和体育机构可以共享资源，实现优势互补，提高整体服务水平。医疗机构通过与体育产业合作，可以引入更多健康管理服务，借助运动健康理念为患者提供更为全面的治疗和康复方案。同时，体育机构也可以从医学领域获取更多专业知识支持，使其在健康管理和运动处方等方面更具科学性和实用性。这样的协同合作有助于形成多元化的健康服务体系，更好地满足人们多样化的健康需求，推动医疗与体育产业在服务提供、科研创新等方面的共同发展。

最后，将"体医融合"作为国家战略，有望推动医疗旅游的发展。通过整合医疗资源和体育旅游资源，可以吸引具有健康需求的游客，形成全新的经济增长点。医疗机构与体育产业共同参与医疗旅游项目，通过提供全面的健康服务和丰富的康复体验，吸引国际患者前来治疗和康复。同时，体育旅游的繁荣也将促进国家旅游业的发展，形成全新的产业链条，这对医疗产业的国际化发展和体育旅游的繁荣具有积极的促进作用，推动两者共同迈向更为全球化的发展阶段。

3.服务全面建设社会主义现代化国家目标

首先，将"体医融合"战略融入国家战略，服务于全面建设社会主义现代化国家的目标，体现了国家对国民身体素质的高度重视。通过推广全民健身理念，这一战略旨在全面提升人们的身体素质，为全面建设社会主义现代化国家目标提供强有力的人才和劳动力支持。在全面建设社会主义现代化国家的大背景下，这一战略具有深远的战略意义，旨在通过全面提高国民的身体素质，为国家的发展注入生机和活力。

其次，"体医融合"理论强调全民健康，有助于提高国民整体健康水平。该战略不仅使国民更具抗病能力，还有助于提高劳动生产率，为国家的现代化建设提供有力支持。在全面建设社会主义现代化国家的过程中，提高人力资源的质量和健康水平显得尤为关键。通过"体医融合"战略，国家可以培养更加健康、积极向上的人才，提升国民的整体身体素质，为实现高质量发展奠定基础。

最后，作为国家战略的一部分，"体医融合"有助于实现"健康中国"的目标。通过在全民中推广运动与医学的融合理念，预防慢性病，提高生活质量，这一战略为国民的整体健康水平创造更有利的环境。"健康中国"是我国国家层面的重要战略目标，而"体医融合"战略为实现这一目标提供了创新的思路和可行的路径。通过整合体育资源与医学资源，这一战略将促使全民更加关注健康，从而为构建"健康中国"的宏伟目标奠定坚实基础。

四、"体医融合"的必要性与可行性

（一）"体医融合"的必要性

1.优化资源配置与协同效应

"体医融合"理论的提出是为了优化医学和体育资源的配置，实现二者的协同效应。传统上，医学和体育是相对独立的领域，"体医融合"理论通过构建协同机制，使得医学和体育资源能够更加有效地结合，发挥更大的综合效应。

2.全面促进健康与疾病预防

"体医融合"理论对于推动全民健康事业的发展具有指导性作用。通过综合运用医学治疗和体育锻炼，更好地预防慢性病，提高人们整体健康水平。这符合健康管理的理念，使得治未病、健康管理更加全面。

3.创新医学与体育科学研究

"体医融合"理论为医学和体育科学的创新提供了契机。通过将运动医学、康复医学等新兴领域纳入"体医融合"的框架，促使医学和体育领域在理论和实践层面实现更充分的交叉与融合。

（二）"体医融合"的可行性

1.社会对健康的需求增长

当前社会对健康的需求不断增长，人们对于全面健康管理的关注度提高。"体医融合"能够满足人们对更全面、更个性化健康服务的需求，因此在社会需求的驱动下，"体医融合"具有实施的必要性。

2.医学和体育专业人才的增多

随着医学和体育领域的不断发展，相关专业人才逐渐增多，这为"体医融合"提供了充足的人才资源，能够支持跨学科的研究与实践。

3.政府对健康产业的支持

政府对健康产业的支持为"体医融合"提供了政策环境，相关的健康政策、体育政策有助于推动"体医融合"的发展，政策的支持使得"体医融合"在实践中更加顺利。

4.医学技术和体育科技的进步

随着医学技术和体育科技的进步，二者的交叉点逐渐增多，现代科技手段的应用使得"体医融合"在临床实践和运动科学研究中更为可行。

5.大众对健康生活方式的认知提高

随着人们对健康生活方式认知的提高，越来越多的人意识到综合运用医疗和体育手段对于保持健康的重要性，这使得"体医融合"在实际推广中更具可行性。

通过深入研究协同学核心理论，将其与全民健身、全民健康以及"体医融合"等领域相结合，可以为我国实施"健康中国"战略提供有力的理论支持和实践指导。通过全社会的共同努力，推动全民健身与全民健康的融合发展，进而提高国民整体素质，促进国家的繁荣与稳定。

第四节　我国体医深度融合制约因素的分析

一、政策环境与制度体系

（一）政策环境

1.政府的角色定位

在政府与市场的关系中，长期以来，政府主导需求侧管理，通过货币政策和投资调控等形式对市场进行干预。随着社会的发展，政府的角色需要重新定位，特别是在"体医融合"发展初期。

政府作为引导者，应通过制度改革创造更优越的生产经营条件，减少对市场资源的直接配置。此过程中，政府需减少对市场配置资源的干预。这种转变要求政府具备更高的协调和网络化管理能力，以实现共治共享。

政府在资源管理上应扮演管理者的角色，把该由市场配置资源的角色充分还给市场。同时，政府需承担基本健康公共治理和个性化健康治理的责任，这不仅需要政府提高服务质量，还要加强监管力度，确保市场资源配置的公平性和有效性。

2.社会组织在治理中的作用与现实问题

（1）社会组织的作用

社会组织在政府治理中扮演着重要的中间桥梁角色。党的十九届四中全会强调了健全社区管理和服务机制的必要性，社会组织的参与能够有效地实现政府治理与社会调节的有机结合。

（2）社会组织在社会治理中的参与与问题分析

公益性社会组织不仅能参与宏观决策，还能协助政府在治理中发挥更高效的作用。然而，现实中社会组织在治理过程中的参与并不理想。主要原因是我国社会组织力量发展薄弱、体育社会组织活力不足等。另外，一些社会组织由于过于依赖政府，独立性和自主性不足。

（3）社会治理改革的瓶颈

社会治理改革面临因新旧环境转换导致关系未能理顺的问题。在旧的社会治理环境下，社会组织的地位和作用逐渐显现，但在新的社会治理环境中，社会组织的地位和作用未得到充分理解和支持，阻碍了其在治理中发挥更大作用。

（4）公共性与政治性的挑战

社会组织在公共性和政治性之间常常摇摆不定，这使得其公共性的生产处于一种不确定和弱持续性状态。在治理过程中，社会组织需要更好地平衡公共性和政治性，以确保其在社会治理中的稳定性和可持续性。

政府的角色定位问题是当前社会发展中亟须解决的重要议题。政府应转变为引导者，放弃对市场的过度干预，加强网络化管理。同时，社会组织在社会治理中的作用需被充分认识和发挥，解决其发展中存在的问题，以实现更有效的社会治理。这不仅需要政府的政策支持，还需要社会各界的共同努力，以推动政府与社会组织在治理中的良性互动，实现社会治理体系的优化和升级。

（二）管理体制改革有待进一步深入

1．"体医融合"体制的困境与挑战

"体医融合"体制是指在机构设置、领导隶属关系和管理权限划分方面有利于"体医融合"的一系列制度、体系和方式的总称。然而，当前"体医融合"体制存在一系列问题，包括机构设置缺位、领导隶属关系不清晰、管理权责利边界不明确等困境，这阻碍了"体医融合"的顺利推进①。

（1）问题一："健康中国"行动中的"体医融合"缺失

在"健康中国"行动推进委员会中，虽然日常工作由卫生健康委员会主导，但对于"体医融合"部门的设置和分工却没有具体提及。这意味着"体医融合"在制度层面缺乏充分的体现和支持，使得相关工作难以有序进行。

（2）问题二：全民健身联席会议的部门协同不足

全民健身联席会议虽然涵盖了卫生健康委员会等相关部门，却未形成部门协同的"大群体"工作格局。"体医融合"在制度上仍然存在"两张皮"的状态，即体育行政部门和卫生部门各自为政，导致协同合作机制不够完善。

（3）问题三：体育管理体制改革的阻碍

体育管理体制改革虽然进行了职能划分和权力边界定义工作，但体育内部结构矛盾和社会治理参与的困境逐渐显现。由于条块行政体制的制约，体育管理体制的改革受到强大的制度惯性的限制，

---

① 杨继星，陈家起."体医融合"的制约因素分析及路径构建[J].体育文化导刊,2019（4）:18-23.

使得体育无法迅速适应市场与社会协作的新模式。

2.管理制度改革的推进与困境

（1）从上而下的体育管理体制改革

近年来，我国体育管理体制改革在政府的推动下进行了职能划分和权力边界的界定，为体育从计划经济时代向市场与社会协作的模式转变奠定了基础[①]。这一改革是体育向更为专业、灵活的发展模式迈出的重要一步。

（2）内部结构矛盾与社会治理困境

在管理体制改革的推进过程中，体育内部结构矛盾和社会治理的困境不断浮现。由于条块行政体制的限制，国家体育总局和省体育局形成的管理体制依旧以强大的制度惯性制约着中国体育的改革进程，这使得部门协作的局限性显著。体育与医疗卫生的条块化管理模式使得二者难以协同发展。

3.“体医融合”体制的优化与未来展望

（1）医疗卫生端的问题与挑战

在医疗卫生端，分级诊疗制度推行过程中存在结构性矛盾和制度性缺陷。不同层级和类型服务提供机构之间协作性较差，制度建设缺乏整体性、系统性和协同性，制约了“体医融合”体制的发挥[②]。

（2）管理体制改革的路径选择

为解决当前困境，管理体制改革需要更加深入。在“体医融合”

---

① 叶林,陈昀轩,樊玉瑶.中国体育管理体制改革的困境与出路———基于足球改革的调查[J].中国行政管理,2019(9):50-55.

② 高传胜,雷针.高质量发展阶段分级诊疗政策的效果与走向[J].中州学刊,2019(11):65-72.

体制中，可以考虑建立更明确的领导机构和协同机制，确保体育和医疗卫生部门的有机结合。同时，需要充分发挥全民健身联席会议的作用，形成更为紧密的部门协同工作格局。

（3）"体医融合"体制的未来展望

未来，"体医融合"体制有望在政策和制度层面实现优化。通过深化体育管理体制改革、加强协同机制建设，推动"体医融合"的深入发展。此外，对于医疗卫生体系的整合和创新，也是未来"体医融合"体制发展的重要方向。

"体医融合"体制的优化与管理制度改革的深入是当前亟须解决的问题。通过建设更加明确的领导机构和协同机制，以及深化管理制度改革，有望实现"体医融合"的良性发展，为国家健康事业的推进提供有力支持。

二、专业领域的差异与障碍

（一）"体医融合"服务内容的单一性与局限性

1.体育端口的有限推广

国家体育总局体育医院运动处方门诊在体育端口的推广仍然有限，表现为步子小、力度弱、效益不明显，这限制了体育端口在"体医融合"中的深度发展。

2.医疗端口的推广瓶颈

医疗端口方面，运动处方门诊形式虽然在三甲医院得到了推广，但在全国范围内的推广仍然面临一定的瓶颈。这表明医疗端口在"体医融合"中的服务内容未能充分扩展，缺乏足够的覆盖面和深度。

3.医疗一体化服务模式的简单整合

目前的医疗一体化服务模式主要通过简单整合全民健身监测中心和体检中心的服务项目，如在医院成立运动处方科室或在体质监测中心设置医学检测设备。这种简单整合使得服务内容相对单一，未能充分发挥"体医融合"的潜力，缺乏创新性。

（二）"体医融合"实施效果评价体系的缺失

1.市场化配置失衡的问题

在"体医融合"服务方面存在"体医融合"资源市场化配置失衡的问题，这意味着服务质量和效果在不同地区和机构之间存在差异，这不利于整体效果的评估和提升。

2.行业协作壁垒的困扰

"体医融合"服务还面临着行业协作壁垒的严重问题。不同行业之间合作难度大，信息难以共享，导致服务协同性和整体性受到限制。这影响了"体医融合"服务的全面推进。

（三）"体医融合"服务质量评价体系的建构挑战

1.服务质量内涵的多维度考量

"体医融合"服务质量的内涵包括显现性、及时性、安全性、针对性等多个方面。其多维度的服务质量内涵需要建构科学合理的评价指标，以全面反映服务质量的真实水平。

2.服务质量外延的复杂性

"体医融合"服务质量的外延问题涉及体育基本公共服务和医疗卫生基本服务的边界问题，同时还需要考虑两者在协同发展融合过程中可能产生的溢出效应。这使得评价"体医融合"服务质量需要更全面、系统的考虑。

三、文化观念与社会认知

（一）社会认知滞后的表现

1.体育端口的局限性

体育端口的服务主要体现在国家体育总局体育医院运动处方门诊。然而，这一服务还停留在展示阶段，呈现出步子小、力度弱、效益差的特点。国家体育总局体育医院运动处方门诊的推广和实际效果有限，没有发挥出深度融合的价值。

2.医疗端口的推广不足

医疗端口，运动处方门诊在三甲医院中得到了推广，但仍然面临推广不足的问题。针对整合全民健身监测中心和体检中心的服务项目，简单地在医院成立运动处方科室或在体质监测中心设置医学检测设备，使得服务内容过于单一，未能充分发挥"体医融合"的潜力。

3.政策服务内容的不足

当前"体医融合"服务缺乏政策服务内容共建共享共融的举措。

政府政策中提及的"综合体"及"体医结合"等要求提供的健康服务场所不仅限于传统的健身服务，还应包括其他的卫生服务健康产业。然而，目前这方面的政策支持还相对不足，导致服务内容单一，未能全面涵盖"体医融合"的多元功能①。

（二）社会认知滞后的原因与影响

1.传统观念与发展阶段的限制

社会认知滞后的根本原因之一是传统观念对全民健身工作的定位。政府部门、民众以及主流媒体简单地将全民健身工作定位为培养竞技人才和促进身体健康。这种思维方式和工作方法的封闭性，导致全民健身的社会功能和多元价值被淡化，使得体育介入健康治理的核心功能、引领功能、激励功能等多元功能受到忽视。

2."体医融合"受重视程度不够

在社会认知中，"体医融合"的重要性没有得到足够的重视。社会健康治理仍然更侧重于生物医学机制，而对于社会生物学模型，特别是社会生态学模型下的健康治理，缺乏足够的关注。这导致对体育介入健康治理的全面理解不足，阻碍了"体医融合"在社会认知中的深入传播。

3.宣传氛围不浓厚的问题

受到传统观念和认知滞后的制约，宣传"体医融合"的系统工程滞后，多层次、多角度、全方位的宣传氛围不够浓厚。政府、媒

---

① 张文亮,杨金田,张英建,等."体医融合"背景下体育健康综合体的建设[J].体育学刊,2018,25(6):60-67.

体的宣传方式和思想引导存在偏颇，未能对"体医融合"形成系统性、全面性的宣传，使得社会对其认知程度滞后。

四、组织协同与跨领域合作的挑战

（一）"体医融合"组织协同的挑战

1.组织结构碎片化

在"体医融合"中，涉及多个组织、机构和部门的协同工作。然而，目前存在着组织结构碎片化的问题，各个组织之间缺乏有效的沟通和协作机制。这导致了信息不畅通、决策难以达成一致，进而影响了"体医融合"的整体运作。

2.行业文化差异

体育和医疗两个领域具有不同的专业文化和价值观，导致在协同中存在沟通障碍。医疗注重精准和科学，而体育更强调运动和锻炼，这种文化差异使得在组织协同中很容易出现理解误差和目标不一致。

3.权责边界不清晰

"体医融合"涉及体育和医疗两个领域，这两个领域的权责边界并不总是清晰明确。例如，在运动处方的制定中，体育专业人员和医疗专业人员的角色和责任划分可能存在模糊之处。

（二）"体医融合"跨领域合作的挑战

1.信息孤岛问题

体育和医疗领域由于其专业性和信息系统的差异，存在信息孤岛问题，使得跨领域合作时信息无法顺畅流通。这妨碍了科研成果、患者信息等关键数据的共享，阻碍了合作的深入开展。

2.跨领域语言不通

体育和医疗领域有着各自独特的专业术语和语言体系，导致在跨领域合作中出现语言不通的问题。这可能引发误解和沟通障碍，影响合作成效。

3.合作激励机制不足

在跨领域合作中，由于体育和医疗领域通常有着不同的绩效评价标准和奖励机制，可能缺乏合适的激励措施，使得专业人员在合作中缺乏积极性。

第二章　我国体医深度融合的现状分析

在国家层面大力推进"健康中国"建设过程中，体医深度融合发挥着重要作用，但现阶段我国"体医融合"进程如何？存在哪些困境？厘清上述问题对于促进"健康中国"建设以及提升"体医融合"发展质量具有重要的理论价值和现实意义。

第一节　体医深度融合的意义和实现路径

一、体医深度融合的概念和内涵

（一）概念的界定

1.体医深度融合的定义

体医深度融合是一种新兴的卫生健康理念，旨在将体育运动与医学深度结合，通过共享资源、知识和技术，实现对个体和群体提供更为全面、精细的健康管理和医疗服务。在这一概念中，体育与医学不再是孤立的领域，而是在理念和实践上进行更加紧密的融合。

2.融合的深度

深度融合体现在对体育运动和医学的理念、方法和资源进行更为全面、彻底的整合。这不仅是将医学手段应用于体育领域，更是使体育在医学中发挥更深层次的作用。深度融合的关键在于去除传统领域的壁垒，使两者之间的互动更为紧密和有机。

（二） 内涵解析

1.医学手段在体育运动中的应用

体医深度融合体现在将医学手段有机地融入体育运动中。这包括运用先进的医学技术监测运动员的生理指标，通过个性化的医学干预提高运动表现和康复速度。此外，还包括运用运动医学的原理指导普通人群进行科学健身。

2.体育运动在医学中的作用

体医深度融合要求将体育运动在医学中的作用发挥到更深层次。这意味着通过运动促进身体康复、预防疾病，使体育运动成为医学的一种治疗手段。这需要医学专业人员更深入地理解运动的生理学效应，将体育运动有机地嵌入疾病的预防和治疗中。

3.体医深度融合的特点

深度融合的体育医学不仅要求科学性，更注重个性化。通过深度了解个体差异，运用先进的医学手段和体育运动，为每个人量身定制健康管理和康复方案。这在治疗慢性病、提高全民健康水平方面具有显著的优势。

二、我国体医深度融合的重要性

（一）健康服务的全面提升

1.摆脱传统医学狭隘性

体医深度融合的最大意义之一在于摆脱传统医学狭隘性，将健康服务拓展至更为全面的领域。传统医学主要关注疾病治疗，而体医深度融合则使得服务更加注重全面健康目标的实现。通过整合体育和医学的资源，人们可以享受更全方位、个性化的健康服务，不仅关注疾病的治愈，更强调全身健康的维护。

2.体育运动作为全面健康手段

体医深度融合强调体育运动作为实现全面健康的主要手段。这意味着通过运动，人们提高心肺功能的同时可以改善骨骼健康、增强免疫力等。健康服务将更加全面地关注个体的各个方面，使之更适应现代社会对全方位健康的需求。

（二）预防医学的发展

1.迎来新的发展机遇

体医深度融合为预防医学的发展带来了新的机遇。传统医学更偏向于治疗疾病，而预防医学注重通过控制危险因素、提高生活质量来降低疾病的发生率。体医深度融合使得体育运动被纳入预防医学的范畴，通过运动来预防慢性病、提高整体健康水平，使预防的理念更贴近人们的实际需求。

2.促进身体素质的提升

通过体育运动的介入，不仅可以预防慢性病，还能够促进身体素质的提升。深度融合的预防医学不再是简单的健康宣传，而是通过具体的运动计划和康复性运动，使人们在日常生活中更好地保持健康的身体状态。

（三）医疗资源的更合理分配

1.减轻传统医疗系统负担

体医深度融合对医疗资源的更合理分配起到关键作用。传统医疗系统面临着疾病治疗的压力，将体育运动作为一种治疗手段，可以减轻传统医疗系统的负担。患者在康复期间可以通过运动提高身体素质，降低疾病复发的风险，从而减轻医疗系统的压力。

2.资源更注重慢性病的管理和预防

体医深度融合不仅关注疾病的治疗，更强调对慢性病的管理和预防。慢性病是我国医疗系统面临的严重问题之一，而体医深度融合将运动作为治疗和康复的重要手段，使得医疗资源更合理地分配到慢性病的管理和预防领域，推动整个医疗体系向更为健康可持续的方向发展。

三、实现体医深度融合的路径

（一）建立跨领域的团队合作

1.构建多学科专业团队

实现体医深度融合的首要任务是建立由医学、运动科学、康复等多个学科专业人员组成的团队。这种团队的形成能够打破传统医疗和体育领域之间的壁垒，使得各专业领域的专业知识得以有机结合。医生、运动科学家、康复师等专业人员共同合作，充分发挥各自专业优势，为个体提供更全面、个性化的健康服务。

2.建立团队协同工作机制

跨领域的团队需要建立有效的协同工作机制。这包括明确各专业成员的职责和任务，建立定期沟通和讨论机制，以促进知识的交流和共享。通过协同工作，团队成员能够更好地理解对方的专业领域情况，实现知识的交叉融合，从而提供更为综合和个性化的体医服务。

（二）推动相关政策的制定

1.政策支持医疗与体育机构合作

政府在推动体医深度融合过程中扮演着重要的角色，相关政策的制定是关键一环，需要明确支持医疗机构与体育机构的合作。政府可以通过提供财政激励、税收减免等方式，鼓励医疗机构主动与体育机构建立合作关系，促进双方资源的共享。

2.制定激励政策推动体医深度融合

为了推动体医深度融合的实施，政府可以制定激励政策。这包括对参与体医深度融合的医生、运动科学家等专业人员给予奖励和荣誉，以激发其积极性。同时，建立专项基金支持相关研究和实践，推动体医深度融合理念在更广泛的范围内得到应用。

（三）引导公众健康观念的转变

1.健康教育与宣传

为了实现公众对健康认知的变革，需要进行全方位的健康教育与宣传。通过开展健康讲座、举办康复运动体验活动等形式，普及体医深度融合的理念，使公众更深刻地了解体育与医学的结合对健康的积极影响。

2.社会观念的更新

社会观念的更新需要从被动治疗向主动预防和全面健康转变。政府、学校、企业等可以共同合作，推动健康理念的更新。制订全民健康意识的提升计划，通过多种途径向公众传递体医深度融合的价值观，促使人们逐步改变对健康的认知和态度。

通过建立跨领域的团队合作、推动相关政策的制定以及引导公众健康观念的转变，可以更好地实现体医深度融合。这一过程需要政府、专业机构和社会各界的共同努力，以促使这一理念在实践中得以深入推广。

第二节　我国体医深度融合的发展现状

一、政策措施的现状

"体医融合"相关政策是基于"以人为本"的理念范畴，注重一体化顶层设计原则，规划出系统性的政策方案①。

（一）国家政策的推动

1.《"健康中国2030"规划纲要》

《"健康中国2030"规划纲要》是国家卫生战略的指导性文件，旨在推动全民健康水平的全面提升。在整体框架中，该纲要强调了"体医融合"作为实现全民健康目标的关键战略之一。其中，"体医融合"被定位为促进健康的重要手段，不仅强调其在传统医疗范畴的作用，更注重通过体育运动实现全面健康的目标。该纲要明确指出"体医融合"在慢性病防治中的关键作用，通过运动与医学的深度融合，可以更好地预防慢性病的发生和发展。这一理念体现了从传统医学治疗向更注重全面健康的转变，为国家慢性病管理提供了新的方向。

《"健康中国2030"规划纲要》对"体医融合"的发展提出了一系列的指导原则，包括跨学科合作、加强科研创新、推动"体医融合"服务的数字化建设等。这些原则为政策的制定和实施提供了指导，有助于确保"体医融合"在全民健康战略中的顺利推进。

① 王兴一，王建宇.我国"体医融合"政策特征及发展策略[J].体育文化导刊,2021(4)：59-65.

2.《中国防治慢性病中长期规划（2017—2025年）》

《中国防治慢性病中长期规划（2017—2025年）》是应对我国不断增加的慢性病负担而制定的战略文件。在该规划中，"体医融合"被视为实现规划目标的有效途径之一。该规划旨在通过综合性、多层次的干预手段，推动慢性病的防控。该规划明确将"体医融合"作为慢性病防治的重要组成部分，并提出在慢性病预防和治疗中，注重体育运动的介入。这表明国家将"体医融合"纳入整体慢性病防治战略，为其在具体实践中提供政策支持。中长期规划对"体医融合"的全面推进提出了明确要求，强调要加强慢性病患者的体育运动指导，推广"体医融合"的科学理念。此外，该规划还鼓励医疗机构与体育机构深度合作，形成良好的协同机制，以提升服务水平。

通过对《"健康中国2030"规划纲要》与《中国防治慢性病中长期规划（2017—2025年）》的深入解读，我们可以看到，国家层面政策在"体医融合"领域的推动是全面而有力的，这些政策文件不仅在战略层面明确了"体医融合"的地位，更在实施层面提供了具体的任务和方向，为"体医融合"的全面发展提供了坚实的支持。

（二）地方政策的实施

1.《健康上海行动（2019—2030年）》

《健康上海行动（2019—2030年）》作为上海市在推动全民健康战略上的一项关键举措，旨在通过多领域的综合性健康行动，提升居民整体健康水平。在这个战略框架下，"体医融合"被明确视为实现全民健康的重要路径之一，为上海市的健康事业注入了新的发展动力。《健康上海行动（2019—2030年）》将"体医融合"列为重要的战略方向之一，明确提出要推动医疗机构与体育机构的深度合作，形成协同机制，提升居民的健康素养。这一方向性政策表明上海市在实践中看到了"体医融合"的潜在优势，尤其是在居民健康管理和慢性病防治方面。该文件对"体医融合"的具体实施提出了明确的措施，包括设立专业的科学健身门诊部门、建设社区健康服务站点等。这些措施为"体医融合"在上海市的深入推进提供了有力支持，尤其是在基层服务和社区健康建设方面。

2.江苏省《关于促进"体医融合"发展的意见》

江苏省发布的《关于促进"体医融合"发展的意见》（以下简称《意见》）是该省在响应国家全民健康战略的同时，进一步明确地方层面"体医融合"发展的政策框架。该文件旨在通过促进"体医融合"，提升全省居民的整体健康水平，实现更高层次的健康目标。《意见》将"体医融合"明确定位为健康产业升级的关键领域之一，通过整合医疗和体育资源，推动二者的深度合作，提升居民的体育健身水平和整体健康水平。这一定位显示了江苏省在"体医融合"方面的战略眼光，将其视为实现全面健康的有效手段。《意见》提出了一系列具体政策措施，包括鼓励医疗机构设立运动医学科室、推动医学专业人才与运动科学专业人才的跨学科培养等。这些政策措施旨在为"体医融合"的深入发展提供政策支持，其中特别强调了人才培养和跨学科合作的重要性。

（三）区域协同与政策的衔接

1.区域协同发展的政策理念

"体医融合"相关政策在政策理念上突出了城乡联动一体发展和区域模块化发展的原则，这一理念反映了国家对卫生服务全面性、均等性的关切。特别是在"健康中国"战略下，强调健康服务的均等分配，使得"体医融合"服务不仅局限于大城市，也要在农村和偏远地区得到推广。政策在与区域协同发展战略的对接上表现明显，特别是与京津冀协同发展、长三角区域一体化等重大战略的衔接。这为"体医融合"服务的布局提供了更宏观的视角，确保在区域协同发展中卫生服务得到全面考量。例如，在长三角区域，政策将"体医融合"服务与区域协同发展相结合，强调通过优化卫生服务来提升整体健康水平。

2."引导—执行"政策体系的建构

"体医融合"相关政策形成了由上至下的"引导—执行"政策体系，国家政策对地方政策的引导至关重要。国家层面政策为"体医融合"服务的发展提供了指导性原则，明确了在全国范围内推动"体医融合"的总体战略方向。在国家层面政策的指导下，地方政府相继制定了相关政策并开始执行。以上海市和江苏省的政策为例，这些地方政策明确了在本地区推动"体医融合"的具体措施和目标。例如，上海市通过的《健康上海行动（2019—2030年）》和江苏省发布的《关于促进"体医融合"发展的意见》为地方提供了明确的实施路径和具体政策支持。

整体而言，"体医融合"相关政策在国家和地方层面形成了一体化的政策框架，这一框架保障了政策在各级政府间的衔接和执行。国家政策为地方政策的制定奠定了基础，而地方政策的执行又形成了对国家政策的有力补充，这种"引导—执行"政策体系确保了"体医融合"服务政策的全面有效实施。

二、管理研究的现状

（一）管理理念的融合

1.跨学科的管理理念

在体医深度融合的背景下，管理研究呼唤跨学科的管理理念。此举旨在将医学和体育管理有机融合，构建适应深度融合服务的管理体系。学者和研究机构开始关注如何整合传统医疗管理和体育管理的优势，以创新和适应深度融合的管理理念。这包括对管理思维和实践方法的重新审视，从而更好地服务于"体医融合"的需求。

2.适应深度融合的管理体系

深度融合服务要求管理体系更具灵活性和适应性。管理理念的融合不仅是对两个领域管理经验的简单堆叠，更是对二者进行深度整合，形成新的管理方式。如何在管理体系中注入创新，使其更好地适应体医深度融合的需求，是当前管理研究亟待解决的问题。相关研究旨在提出创新型的管理思想和方法，以确保管理体系能够有效推动体医深度融合服务的发展。

（二）制度建设的挑战

1.不同领域管理体制的整合

管理体系中的制度建设是体医深度融合的关键挑战之一。医学和体育领域存在着不同的管理体制和规范，将二者融合成一个协调有序的整体面临巨大挑战。当前的研究致力于探讨如何在体医深度融合中建立更为灵活和有效的制度框架，这包括对现行医疗和体育管理制度的评估，并提出相应的改革建议，以促进整个管理体系的顺利运行。

2.灵活有效的制度框架的构建

研究者们关注如何构建灵活有效的制度框架，以应对体医深度融合服务中复杂的管理需求。这涉及对管理规范和流程的重新设计，以确保医学和体育两个领域的管理机制相互协调，达到更高效的管理目标。相关研究通过深入分析现行制度的弊端，并提出改革性的制度创新，力求为体医深度融合服务的发展提供良好的管理基础。

（三）跨界团队的协同

1.多领域专业人员的协同工作

在体医深度融合的实践中，涉及医生、运动科学家、康复师等多个领域的专业人员，管理研究重点关注如何促使这些不同专业背景的人协同工作，形成一个高效紧密的团队。相关研究试图提供可行的组织管理模式，以确保体医深度融合服务的协同运作。这包括团队成员培训、沟通机制的建立以及激励机制的设计等方面。

2.有效组织管理模式的提出

为了应对协同工作的挑战，研究者们提出了有效的组织管理模式，旨在使多领域专业人员更好地协同工作。这包括跨领域培训计划，建立跨界团队的沟通平台，以及设计激励机制以促使团队成员积极参与。这些研究为管理实践提供了有力的指导，以确保体医深度融合服务团队的高效运转。

三、人才培养的现状

（一）运动康复人才的培养目标和实践能力

1.分析现行培养目标

首先，目前我国高等院校对于运动康复专业的培养目标主要集中在学生对于基础医学、预防医学、临床医学、人体运动科学、体育学等方面的综合素养。这一培养目标的设定在一定程度上反映了对运动康复专业人才全面素养的追求。学生不仅需要具备坚实的医学专业基础，同时也需要具备人体运动科学和体育学等领域的专业知识，以便更好地开展运动康复工作。这种综合性的培养目标为学生提供了广泛的学科背景，有助于他们更全面地理解和应对运动康复领域的挑战。其次，随着体医深度融合理念的提出，对运动康复人才培养目标的审视变得尤为重要。体医深度融合要求医学和体育运动科学之间更紧密协同，需要运动康复专业的人才能够在跨学科背景下发挥更大的作用。因此，现有培养目标更加强调学生应具备处理跨学科问题的能力。这包括了解和融合医学与运动科学的知识，能够在复杂的医学和运动康复场景中做出综合性的决策。学生还需要具备有效沟通和团队合作能力，以便能够协同医学、运动科学及其他相关领域的专业人才，共同推动运动康复领域的发展。最后，运动康复人才培养目标更加强调团队合作和协同工作的团队精神。在实际的运动康复实践中，由于涉及多学科的知识和技能，学生需要在培养过程中具备协同工作的团队精神。这包括在团队中能有效沟通、领导和协作，以便更好地应对复杂的康复案例。培养目标的设定应该促使学生在跨学科合作中能够充分发挥个体和团队的优势，为提高运动康复工作的效果和质量打下坚实基础。

2.着重强调实践能力

首先，运动康复人才培养的重要性在于他们在实践中能够胜任复杂的康复工作。随着医学与运动科学的深度融合，学生的实践能力显得尤为关键。因此，在培养过程中必须着重加强学生实际操作技能的培训，这包括但不限于康复医学、理疗、运动疗法等方面的实操训练。通过丰富多样的实践活动，学生能够更深入地理解和掌握运动康复的实际操作，提高应对各类康复挑战的能力。其次，实践能力的培养不仅是技术层面的，还需要注重团队协作和跨领域沟通的技能。在实际工作场景中，体医深度融合需要运动康复专业的人才与医学、康复工程等多学科的专业人才协同合作。因此，在培养过程中应该注重培养学生在跨学科和多专业团队中的团队协作意识和沟通技能，这可以通过模拟多学科团队合作的实践项目、案例研究等方式来实现。这样的培养模式有助于学生更好地适应未来工作环境，培养出既懂专业技术又具备团队合作能力的运动康复专业人才。最后，在强调实践能力的培养过程中，需要充分利用先进的教学技术和设备，通过模拟实操、虚拟实验、实践项目等方式，为学生提供真实的实践体验。在培养计划中引入实践性较强的实习环节，让学生在真实的康复场景中运用所学知识，锻炼实际操作技能。同时，通过与临床医疗机构、康复中心等合作，为学生提供更广泛的实践平台，使其在实际工作中更具竞争力。

（二）高等医学院校体育课程"医体结合"教学模式改革

1.教学模式改革的必要性

高等医学院校体育课程的"医体结合"教学模式是为了更好地培养医学生的全面素养，这种模式的必要性在于，通过将医学知识与体育运动相结合，可以提高学生对身体运动的认识，增进身心健康，培养医学生团队协作的精神。此外，这种模式还能够促进医学生积极参与体育锻炼，增加他们对运动健康的关注。

2.模式实施的挑战

尽管"医体结合"教学模式有着诸多优势，但其实施也面临一系列挑战。首先，需要合理配置师资，确保教师既具备医学背景又有体育专业知识。其次，需要调整课程设置，使医学生能够系统学习与医学相关的运动科学知识。最后，还需要构建科学的评价体系，全面评估学生在"医体结合"教学模式下的学术和实践表现。

（三）运动医学现状与发展研究

1.运动医学人才现状

对于运动医学人才的现状，目前主要通过对体育院校的调查来获取，这些人才主要来自体育院校的运动医学专业以及医学院校的相关专业。这种调查有助于了解运动医学人才的数量、质量以及专业分布，为今后的人才培养提供基础数据。

2.运动医学专业发展路径

随着社会对运动医学专业人才需求的增加，专业发展的路径变得更加重要。在运动医学领域，除了传统的体育院校和医学院校，还有其他渠道培养相关专业人才，如职业培训机构、医疗健康机构等。运动医学未来发展路径需要更加多元化，以满足社会对运动医学人才不断增长的需求。

（四）满足社会对医学院校"体医结合"人才需求

1.对医学院校体育教学的改革

首先，对医学院校的体育教学进行改革需要重新设计体育课程。传统的体育课程往往偏向一般性的体育锻炼，而未充分考虑到医学生特殊的学业压力和职业要求。改革时可以引入与医学专业相关的运动康复、运动医学等课程，使体育课程内容更加贴近医学专业的需求。这样的调整既可以帮助医学生更好地理解和运用运动科学知识，也能为其未来的临床实践打下更坚实的基础。其次，体育教学改革还应当考虑增加医学生的体育锻炼时间。鉴于医学生学业繁重，学习时间紧张，可以通过合理的时间安排和灵活的教学方式，确保医学生有足够的时间参与体育锻炼。这有助于提高医学生的身体素质，增强其抗病能力，同时也符合"体医融合"时代对医学人才的全面素养要求。最后，体育教学改革需要加强体育教师队伍建设。传统的体育教师培训主要注重运动技能和一般性体育知识，但在"体医融合"时代，体育教师需要更深入地理解医学领域的知识，以更好地满足医学生的需求。培训内容可以包括运动康复、运动医学等专业领域的知识，培养体育教师的跨学科能力，使其能够更好地与医学专业相结合，为医学生提供更为专业和有针对性的体育教学。

通过这些改革，医学院校可以更好地培养适应"体医融合"时代需求的医学人才。这不仅有助于提高医学生的身体素质和健康水平，也为未来的临床实践奠定了更为坚实的基础。与此同时，加强体育教学与医学专业的结合，有望培养出具有综合素养的医学专业人才，满足社会对"体医结合"人才的需求。

2."体医结合"的深度与实效

首先，体医深度融合需要深化"体医结合"教学内容。传统的医学和体育课程往往是分开设置的，学生学到的医学知识和体育知识缺乏有效的交叉融合。为了实现体医深度融合，教育机构可以重新设计课程，将医学和体育知识相互渗透，使学生在学习过程中自然地将两者结合起来。例如，可以开设以特定病例为基础的综合性课程，让学生在学习过程中同时涉及医学和体育的内容，从而更好地理解两者之间的关系。其次，加强实践操作是实现"体医结合"深度与实效的关键。学生需要通过实际操作，将学到的理论知识应用到实际的医学和体育场景中，这可能包括参与真实的康复案例、进行体育活动中的医学监测，以及在医疗实践中引入体育方法等。通过这样的实践，学生能够更深刻地体会到医学和体育的结合对于患者康复、运动健康等方面的实际意义。此外，案例分析、实地考察以及模拟医学实践等活动也是提高学生对体医深度融合概念理解的有效途径。通过具体案例的分析，学生可以更好地理解医学和体育之间的关联性，并学会在实际情境中进行综合性的思考和决策。实地考察可以使学生更加直观地感受医学和体育在实际应用中的交汇点，从而更好地理解体医深度融合的实际效果。模拟医学实践则为学生提供了一个模拟真实医学环境的机会，使他们在模拟场景中能够更好地应用体育方法，加深对"体医结合"理论的理解。

在整个教学过程中，培养学生的跨学科思维和实际操作能力是至关重要的。通过理论课程、实践操作和综合性活动的有机结合，学生将更好地理解"体医结合"深度与实效的内涵，为将来的医学与体育实践提供坚实的基础。

3."体医结合"教学的关键问题

首先，解决"体医结合"教学中的课程设置问题至关重要。在医学专业的教学体系中嵌入体育相关内容需要精心设计，以确保既能够满足医学专业的要求，又能够涵盖与体育结合相关的知识点。一是可以通过跨学科团队的协作，由医学专业的专家和体育专业的教师共同设计教学大纲。这样可以保证体育内容的专业性和与医学专业的协调性。二是可以采用模块化的教学设计，将体育相关内容作为独立的模块融入医学专业课程中，使得学生能够在学习过程中逐步建立起对"体医结合"理念的全面认识。

其次，建立科学客观的评价体系是"体医结合"教学的另一个关键问题。由于"体医结合"涉及多个学科领域，传统的评价标准可能无法全面反映学生在这一领域的学术和实践水平。因此，需要建立一套符合"体医结合"特点的评价标准。一是可以采用综合性考核的方式，既包括学术能力的考核，又包括实际操作和团队协作的评估。二是可以引入实际案例的解决和模拟医学实践的考核，以更好地反映学生在"体医结合"实践中的能力。评价体系的建立需要与行业专业协会、企业等相关机构密切合作，以确保评价标准的科学性和实用性。

最后，在"体医结合"教学中，建立行业与教育界的沟通机制至关重要。行业需求的变化和教育体系的更新需要保持紧密的关联，以确保教育体系能够及时调整课程设置和评价标准，使之符合实际需求。通过建立行业咨询委员会、校企合作等方式，促进行业专业人士和教育机构之间的深度合作，确保"体医结合"教学体系与实际行业需求相匹配。在解决"体医结合"教学关键问题的过程中，要综合运用跨学科协作、模块化设计、实际案例教学、行业沟通等手段，以打破传统学科的界限，创新教育模式，为培养更符合时代需求的医学与体育结合型人才奠定坚实的基础。

通过对以上四个方面的深入研究，我们可以更好地了解"体医融合"人才培养的现状及存在的问题。理论层面需要强调培养目标的调整，注重实践能力的培养；实践层面要探索"医体结合"教学模式的改革，解决人才培养中的关键问题。这样的深入研究不仅有助于指导高校课程设置和教学实践，还能够为相关政策的制定提供理论依据。同时，加强对运动康复、运动医学等领域的研究，有助于我国"体医融合"人才培养体系的不断完善。

四、服务监督的现状

（一）法规体系建设分析

一方面，在体医深度融合服务监督中，国家层面的法规建设至关重要。近年来，国家出台了一系列监管政策，目的在于规范和指导体医深度融合服务的运行。这些法规涵盖了服务提供方的资质要求和服务流程规范，并对监督机构的职责和权力进行了明确规定。在服务提供方的资质要求方面，法规明确了医生和运动教练的专业背景和培训标准，确保他们具备足够的专业知识来提供高质量的服务。在服务流程规范方面，法规规定了服务的操作流程、患者隐私保护措施等，以确保服务的规范运行。在监督机构的职责和权力方面，法规规定了监督机构的任务、权限和监督手段，确保其能够有效履行监管职责。特别是关于医学与体育结合服务的准入标准以及医生与运动教练的合作机制等法规，已经构建了体医深度融合服务的基本框架，为监督提供了法律支持。这些国家层面的法规不仅规范了服务的提供，还强调了服务的质量和安全，确保体医深度融合服务在为患者提供健康服务的同时不会带来潜在风险。这为各类医疗机构和体育健身机构提供了明确的指导，帮助它们更好地融合医学与体育服务，提升整体服务水平。

另一方面，除了国家层面的法规建设，各地方也在积极响应，根据本地实际情况制定相应法规。这种地方层面的法规建设是对国家法规的细化和落地，更好地推动体医深度融合服务的规范发展。不同地区可根据其特殊需求，进一步明确服务标准、监管程序等，以适应本地发展水平和实际需求。地方性法规的制定，可以更精准地调整体医深度融合服务的方向，满足当地居民的实际需求。这也促进了服务的差异化发展，使体医深度融合服务更好地适应多元化的社会需求。

（二）数据监测技术的应用分析

随着信息技术的不断发展，大数据分析成为服务监督的关键工具。通过收集和分析运动数据、健康档案等信息，监管机构可以更全面地了解体医深度融合服务的实际运行情况。大数据分析能够帮助监管机构发现服务提供方的运营趋势，预测可能出现的问题，并及时采取相应措施。人工智能技术的应用也为服务监督带来了新的可能性。通过人工智能算法，监管机构可以对服务过程进行实时监测，发现异常情况并及时干预。例如，通过智能设备对患者运动状态进行监测，出现异常情况时及时报警，能够有效提高服务的安全性和效果。

（三）第三方评估机构分析

第三方评估机构在一定程度上解决了监管机构与服务提供方之间的利益关系问题。这些机构独立于双方之外，能够客观公正地评估体医深度融合服务的质量和效果。其评估报告具有较高的公信力，有助于建立一个透明、可信的监管体系。第三方评估机构通常会根据多方面的指标进行评估，包括服务流程的合规性、服务效果的客观性等，这有助于监管机构全面了解服务提供方的综合水平，提高监管的准确性和有效性。第三方评估机构的介入引入了市场机制，通过市场竞争的手段，激发服务提供方提升服务质量。服务提供方为了获得更好的评价，更愿意提供高水平的体医深度融合服务，从而推动整个行业的良性竞争。

在体医深度融合服务的监督中，法规体系的建设、数据监测技术的应用以及第三方评估机构相互配合，形成了一个多层次、全方位的监管框架。这有助于确保服务的规范化和提高服务质量，为广大患者提供更安全、更有效的体医深度融合服务。

五、实践应用的现状

（一）医学与体育结合方面

在医学与体育结合方面，我国进行了积极的探索并取得了一些令人鼓舞的成果。中国中医科学院广安门医院呼吸科、北京大学附属人民医院心脏中心与国家体育总局的紧密合作是一个成功的典型案例。该合作主要针对患者的康复锻炼指导，取得了良好的效果。试验结果显示，对100位心肺慢性病患者进行为期4个月的科学锻炼指导，患者病情得到了不同程度的缓解，住院次数明显减少，治疗费用相应下降。在整个试验过程中，患者对运动的依从率基本达到

100%，这一成功经验受到了患者家属的广泛认可。尽管在个别医院已经取得了一些积极的实践成果，但由于场地和其他方面的因素，目前通过运动锻炼来预防和治疗慢性病的方法在医院中还无法大范围推广。为了解决这一问题，钱利民提出了一系列有益的建议。他强调要统筹协调体育与医学的融合发展，相关部门应指导开展慢性病预防、康复方面的合作研究与推广工作。同时，他主张将体育与医学作为必修专业课程纳入正规医学教育，为体育与医学大融合提供更充足的人才支持。为了进一步推动体育与医学的深度融合，他建议组织中西医临床医学、预防医学、群众体育、竞技体育、青少年体育等各方面专家共同探讨，这样的多学科合作将有助于制定科学健身指南，为慢性病预防、治疗和康复提供更为系统和有效的指导。此外，他呼吁在医院开设专门的运动指导科室，为患者提供个性化的康复锻炼方案。钱利民指出，加快体育与医学融合，可以提高全民体质，改善人民生活，降低国家医保负担，是具有巨大发展潜力的新兴产业。社会各方面应共同参与、共同努力，加快推进体育与医学融合。

（二）康复工作与体育工作的经验

通过直接从事康复工作与体育工作，专家们积累了丰富的经验，并形成了一套关于慢性病预防、治疗和康复的理论体系。郭建军的研究着眼于生活方式的全方位指导，将其视为慢性病管理的关键。首先，郭建军的研究深入分析了当前运动康复中生活方式调整存在的问题，特别关注心脏康复的解决路径。其次，郭建军的研究阐释了体育医学和运动医学的基本概念和理论依据，强调了两者在康复工作中的重要性。通过对二者进行比较分析，他为深化体育医学的实践提供了理论支持。他深入探讨体育医学服务临床的特点，为实际工作提供了有益的指导。再次，郭建军的研究突出了目前开展体育医学的机会与意义。通过展望体育医学的发展前景，他为相关领域的专业人士提供了战略性建议。这种前瞻性的思考对于促进康复工作与体育工作的有机结合具有积极的推动作用。最后，郭建军对体育医学的诊疗过程和服务人群进行了简要的概述。通过对实际案例的分析，他展示了体育医学在康复中的应用，强调了体育医学在服务患者群体中的实际效果。这为康复工作者提供了实践中的有益经验，有助于更好地理解体育医学的运作机制[①]。

（三）疾病健康与体育健身的关系

首先，崔瑞华通过对疾病与健康辩证关系的诠释，深刻阐述了疾病与健康之间的复杂关联。他强调了疾病是可以预防的，而健康是可以流行的。这一理念为体育与医学的结合提供了深刻的指导思想，将预防和流行病学观念融入大众健身的方方面面。其次，崔瑞华总结了我国体育与医学结合的现状，并参考了国外相关观点。他对国内外体育与医学结合的实践进行对比分析，为今后的发展提供了经验借鉴。再次，他关注大众健身的国家层面管理，旨在通过国家政策的推动，促使更多的人参与健身活动，从而提高整体国民健康水平。最后，崔瑞华从多个方面提出了促进大众健身的措施。他强调了舆论宣传的重要性，通过增强健身意识，倡导积极健康的生活方式。他还关注了基础设施建设，建议积极推进民众健身场馆的建设，为人们提供更多的免费健身服务。此外，他呼吁加强对健身知识的宣传教育，培养专业的健身辅导员队伍，以及加强医学对大众健身的指导与监督，以确保大众健身在科学的指导下进行[②]。

①郭建军,郑富强."体医融合"给体育和医疗带来的机遇与展望[J].慢性病学杂志,2017(10):1071-1073.

②崔瑞华.体育与医学结合促进"健康流行学"的发展[J].医学与社会,2010(2):104-106.

通过对实践应用的现状进行深入分析，我们可以看到"体医融合"在医学与体育结合、康复工作与体育工作的经验体会以及疾病健康与体育健身的关系方面都取得了一些积极的成果。然而，"体医融合"仍然存在一些挑战和问题，需要在政策、教育、宣传等方面进行更深入的探讨和改进，这将有助于更好地推动"体医融合"的实践应用，为人们的健康提供更全面、个性化的服务。

第三章　体医深度融合协同发展实证分析

体医深度融合作为新时代加快推进"健康中国"建设的重要抓手，已在学界和业界受到广泛认同，然而在实践中，部分主体对于自身的职责范围和运作模式尚不清晰。鉴于此，本章通过对国内外多个实证案例进行分析，尝试总结出体医深度融合过程中具有共性的特征，以期为各参与主体提供参考以及为丰富"体医融合"理论贡献力量。

第一节　国内"体医融合"实证分析

一、"体医融合"的专业公司参与模式

（一）背景

在国内，一些健康科技公司积极参与"体医融合"，通过整合医学和科技资源，推动健康产业发展。以上海市静安区社区为例，2016年，上海市静安区政府与尚体健康科技公司合作，共同致力于

推动社区健康服务的发展。在这次合作中，双方共同策划并建设了社区"体医融合"中心，旨在通过整合医疗与体育资源，提供更为高效的健康服务，同时也有助于减轻政府在财政和行政层面的压力。

为了更好地响应社区居民的健康需求，静安区政府与尚体健康科技公司共同决定在社区开设"体医融合"中心，这一合作模式的独特之处在于政府提供必要的场地支持，而尚体健康科技公司则负责整个中心的运营和管理。这种紧密的政企合作关系有助于充分发挥双方的优势，促使社区健康服务更为专业化和精细化。

通过政府与企业的合作，社区"体医融合"中心得以顺利建设，成为整个社区健康服务的一个重要组成部分。这一合作模式不仅有助于提升社区居民的健康水平，同时也为社区健康服务的可持续发展奠定了坚实的基础。这种社区"体医融合"中心的建设与运营模式为其他地区的健康服务提供了有益的经验，为更好地推动全民健康服务体系的建设和发展提供了有价值的参考。

（二）特点及优势

1.低费用的会员制度

在社区"体医融合"中心的运营模式中，采用了低费用的会员制度，老年人每月仅需支付99元。这一费用结构的设计降低了服务门槛，使得更多的老年人能够负担得起相关健康服务费。这种健康服务覆盖了周边1公里范围内55岁以上的老年人，形成了广泛的服务覆盖面，吸引了大量社区居民积极参与。这种低费用的会员制度不仅降低了老年人的生活成本，还为社区居民提供了经济实惠的健康服务选项，体现了社会公益性质。

2. 市场参与与政府分工协助

该社区"体医融合"中心的运营模式展现了市场参与与政府分工协助的协同作用。政府与企业之间建立了紧密的合作关系，其中政府提供必要的场地支持，而企业则负责中心的具体运营管理。这种分工合作的模式有助于减轻政府在财政和行政方面的负担，为社区健康服务提供了更为灵活和高效的运作机制。同时，该模式也激发了市场活力，充分发挥市场在资源配置中的决定性作用，提升了整体健康服务的效率，为社区居民创造了更好的服务体验。

3. 服务效果显著的"体医融合"模式

社区"体医融合"中心通过建立老年人的健康档案，达到了社区医生即时跟踪老年人的健康信息的目的。这一举措为及时发现潜在疾病、减少健康隐患提供了有效手段。数据统计发现，老年人坚持锻炼后，多种慢性疾病，如失眠、高血压、脂肪肝等，得到了明显改善。这表明"体医融合"中心的服务效果显著，对老年人的健康产生积极影响，提高了他们的生活质量。这一模式为类似的社区健康服务提供了有益的经验借鉴。

（三）政府与企业合作的社区"体医融合"模式的启示

1. 财政压力与效益平衡

政府与企业合作的社区"体医融合"模式为缓解财政压力与效益之间的平衡提供了新思路。一方面，政府通过引入企业运营模式，实现了财政减负的效果。政府在提供场地支持的同时，将具体的运营管理交由专业的企业负责，从而更专注于提供基础设施和政策支持。这种分工协作的方式有效降低了政府的财政和行政负担，使得社区服务能够更灵活地应对各种需求。另一方面，合作模式带来了服务效益的提升。通过引入企业的运营管理，社区服务得以更为专业、高效地开展。企业在市场竞争中追求效益的同时，也要保障服务质量，以吸引更多用户。这种市场机制下的合作模式有效推动了社区健康服务的发展，使得服务更符合居民需求，同时提升了整体服务效率。

2.市场化运营的活力

政府与企业的分工合作模式激发了市场的活力，为社区"体医融合"服务注入了更多的创新与灵活性。一方面，市场机制的引入激发了企业在服务提供中的灵活性。企业需要根据市场需求不断创新服务内容，提高服务水平，以保持竞争力。这种市场机制的压力促使企业更注重用户体验，更关注服务质量，进一步提升了社区健康服务的品质。另一方面，市场化运营的活力体现在资源的更优化配置上。市场机制能够更好地优化资源的配置，使得资源能够更灵活、更有针对性地服务于社区居民的健康需求。通过市场竞争，资源得以更加合理地分配，提高了整个社区健康服务系统的效益。

3.老年人健康管理的创新

合作模式下的社区"体医融合"服务为老年人健康管理带来了诸多创新。一方面，建立老年人的健康档案，实现了老年人健康信息的即时跟踪。这一创新举措有助于及时发现潜在疾病，降低老年人的健康风险。社区医生可以通过这些档案更全面地了解老年人的身体状况，及时制定个性化的康复计划，提高健康管理的精准性和针对性。另一方面，服务模式中注重的健康教育为老年人提供了更广泛的信息支持。通过"体医融合"服务实际效果的呈现，老年人更容易认识到体育锻炼对于健康的积极影响。这种健康教育不仅提高了老年人对体育锻炼的认知，也增强了他们对健康的关注，从而在日常生活中更加注重身体健康，提高了整体生活质量。这为老年人健康管理的发展提供了有益的启示。

二、"体医融合"的医院康复科（中心）模式

医院康复科在国内的"体医融合"发展中起到了重要作用。以北京中医药大学第三附属医院为例，其医疗康复中心充分整合了运动医学和康复技术，通过先进的评估设备和个性化康复方案，为患者提供针对性的康复治疗。

（一）合作共建与专业服务

1.合作机制的深入探讨

北京中医药大学第三附属医院医疗康复中心与国家奥林匹克体育中心建立了紧密的合作伙伴关系。这种合作不仅仅是场地提供方与运营方之间的简单合作，更是一种知识与资源共享的战略合作。合作机制主要体现在资源共建、人才培养以及科研合作等方面。医院通过充分利用体育中心的专业技术和设备，实现了康复中心与体育医学的有机融合。医疗康复中心能够共享国家奥林匹克体育中心的先进康复技术，同时也为体育中心提供了实践场所，形成了互利共赢的局面。此外，通过定期的学术交流和联合科研项目，两者在学科交流上实现了良好的协同。

2.专业服务的拓展

"体医融合"背景下的医疗康复中心在服务定位上更加精准，不仅服务于广大患者，还特别关注专业运动员的康复需求。分门别类的康复方案，满足了不同群体的需求，提高了服务的针对性和专业性。通过结合体育医学与临床医学的知识，医疗康复中心实施个性化康复计划。对于运动员，医疗康复中心注重在康复中融入专业运动训练，加速康复进程；而对于一般患者，医疗康复中心更侧重于结合临床医学的手段，提供全面的康复服务。

（二）体育医学与临床医学的融合

1.融合机制的深度挖掘

医疗康复中心通过体育医学与临床医学的知识交叉，打破了传统医疗和体育训练之间的壁垒。这种深度融合使得康复治疗更具前瞻性，更能满足不同个体的需求。在体育医学和临床医学的双重加持下，医疗康复中心实施了一系列康复治疗的创新举措，如康复机器人辅助治疗、运动训练与康复相结合等。这些创新举措不仅提高了治疗效果，也为未来的康复中心发展提供了经验积累。

2.技术与设备的有机整合

医疗康复中心依托国家奥林匹克体育中心的高科技设备，如生物反馈系统、虚拟现实康复系统等，使康复治疗更加科学。这些先进技术的引入提高了康复中心的技术含量，为患者提供了更舒适、高效的治疗体验。医疗康复中心不仅注重运用体育医学的手段，还多维度考虑康复治疗，结合中医康复、康复药物治疗等手段，使康复过程更全面、更能满足患者的个性化需求。

（三）医保服务与门诊住院权益

1.门诊住院权益的深入剖析

医疗康复中心通过推行医保卡门诊或住院服务，为患者提供全方位的医疗保障。这种制度的实施不仅使患者享受到更为便捷的医疗服务，还降低了患者经济上的负担，提高了医疗康复服务的可及性。医保服务使患者在门诊和住院之间能够更加自由地选择，满足了不同患者的个性化需求。患者可以根据康复计划的需要，更灵活地选择治疗方式，进一步增加了患者对医院的满意度。

2.服务经济效益的维系

医疗康复中心通过医保服务，实现了经济效益与社会效益的平衡。服务患者的同时，医院也能够依靠医保服务获取稳定的收益，保障了医院的可持续发展。医保服务的引入进一步推动了医疗康复中心的发展，通过吸引更多患者选择门诊或住院服务，医疗康复中心得以扩大规模，提高服务水平，建立更加完善的医疗康复服务体系。

北京中医药大学第三附属医院医疗康复中心的"体医融合"模式，通过与国家奥林匹克体育中心的深度合作，实现了专业服务、融合机制、技术与设备的整合，以及医保服务与门诊住院权益的全面发展。这一模式不仅为专业运动员提供了高水平的医疗康复服务，也为社区居民提供了全面、便捷的康复选择。其成功经验在医学与体育融合领域具有示范作用，为其他医疗机构提供了有益的借鉴，推动了"体医融合"理念在实际医疗服务中的深入应用。

三、"体医融合"的三位一体模式

湘潭市九华社区在探索老年人医疗卫生服务和体育公共服务的基础上，积极响应社区老年人对"体医融合"健康促进服务的需求，将医疗机构、康复中心和健康促进机构紧密协同，建立了三位一体的"体医融合"服务模式。患者在医院接受初步治疗后，由康复中心提供系统性的运动康复服务，同时健康促进机构负责提供生活方式管理和健康教育。这种模式三个环节有机衔接，实现了疾病治疗、康复和健康促进的全方位服务。

（一）九华社区体育与医疗服务现状

社区体育公共服务方面，九华社区体育规划相对滞后，体育设施的不足影响了社区居民体育锻炼的参与程度。在国家大力提倡全民健身的背景下，社区体育活动的组织存在多方面不足，包括缺乏科学的管理体系、管理能力不足以及组织人员不到位等问题。这些问题制约了社区居民参与体育锻炼的积极性。医疗卫生公共服务方面，九华社区医疗水平不高，部分居民对社区医师的医疗水平存有疑虑。社区卫生服务人员的服务质量不高，卫生服务中心设施资源不足，表现为医疗机构卫生条件差、设备老旧且不齐全、医护人员专业水平不高、医护人员缺乏等问题。因此，社区老年人对社区医疗卫生服务的满意度较低，这反映了社区医疗卫生服务面临一系列挑战。

综合来看，湘潭市九华社区在体育与医疗服务方面存在一些共性问题，如设施不足、管理体系滞后、服务质量不高等。这表明社区在提升居民体育健康水平和医疗服务水平上需加强规划和改进管理，以满足居民多样化的健康需求。

（二）九华社区"体医融合"健康促进模式构建的必要性和可行性

1.九华社区"体医融合"健康促进服务模式构建的必要性

（1）高发慢性疾病与锻炼不足的关系

慢性疾病对老年人健康的威胁不可忽视，而缺乏足够的锻炼是导致慢性疾病的主要原因之一。根据世界卫生组织的观点，锻炼不足是慢性疾病长期存在的一个重要因素。传统观念下，老年人更倾向于通过医疗手段解决健康问题，但实际上，医疗在慢性疾病治疗中的效果有限，且成本高昂。

（2）"体医融合"的有效性与低成本高收益

"体医融合"模式通过将体育与医疗相融合，一定程度上有效降低了慢性疾病的发生。这一模式在医疗服务中成本较低，取得的效果较显著。"体医融合"模式具有显著的社会效益和经济效益，是一种低投入、高收益的医疗服务方式。

（3）社区老年人需求与国家体育战略

社区老年人对医疗服务的传统认知促使"体医融合"模式在社区中的应用变得迫切。调研显示，社区领导认为这种模式具有广阔的发展前景，且能够满足老年人对健康服务的实际需求。此外，国家层面对"体医融合"服务的推行提供了政策支持。

2.九华社区"体医融合"健康促进服务模式构建的可行性

（1）国家政策支持与整合发展趋势

《全民健身计划（2021—2025年）》和《"健康中国2030"规划纲要》等政策文件为"体医融合"提供了政策保障，将促进全民健身与社区医疗、教育、养老等领域整合发展。

（2）科技健康服务的兴起

国家对养老服务和健康服务的重视使得科技健康服务逐渐成为发展趋势。《加快发展养老服务业的若干意见》和《关于促进健康服务业发展的若干意见》为体育与医疗的结合提供了更为广阔的空间。科技的介入使得"体医融合"更具可行性，能为老年人提供更智能、个性化的健康服务。

（3）《"健康中国2030"规划纲要》的推动

《"健康中国2030"规划纲要》明确提出加强体育与医疗的整合，普及体育锻炼，进行健康干预方法的革新，这进一步表明国家对"体医融合"服务的期望。

在这一背景下，湘潭市九华社区构建"体医融合"模式不仅在满足社会需求上有必要性，同时在政策支持和整合发展趋势的推动下，具备充分的可行性。

（三）九华社区"三位一体"健康促进模式框架及解读

1.整体架构

"三位一体"健康促进模式是以社区健康促进委员会为核心，医疗机构、体育机构、社区团体共同合作，以推动社区居民健身活动。

（1）社区健康促进委员会

社区健康促进委员会是"三位一体"健康促进模式的核心组织。该委员会由上级医疗机构、上级体育部门、社区居委会主任、居民代表等组成，其职责包括制定社区卫生推广计划、建立管理体系及规章，并对各方力量进行综合评价。通过协调医疗、体育、社区等不同领域的资源，该委员会在整个模型中扮演着协调和推动的关键角色。

（2）医疗机构

医疗机构在"三位一体"健康促进模式中负责提供医疗服务，并与社区和体育机构协同合作。在我国的卫生理念中，医院一直以病人为中心，主要关注治疗[①]。在社区"体医融合"模式中，医疗机构需要适应全新的服务理念，将关注点扩展到健康促进和疾病预防。此外，通过引入本地三甲医疗机构的力量，可以增强社区对"体医融合"模式的认同，提升居民的参与度和信任感。

（3）体育机构

体育机构在"三位一体"健康促进模式中的职责主要包括为社区居民提供科学的健身方案，弥补医疗机构在健康促进方面的不足。在缺乏医师开健身处方的情况下，大学体育系、体育科研机构以及各类体育组织的专业人士将发挥关键作用。在模式的推广中，这些专家的责任主要包括健身知识宣传、开展讲座、与社区医师和健身教练沟通，以培养社区医师具备指导居民进行科学健身和开运动处方的基本能力。

（4）社区机构

社区作为"三位一体"健康促进模式的基础单位，承担着提高居民身体素质的核心任务。在促进居民健康和慢性病防治方面，社区的作用日益凸显。社区机构在推动社区体育与医疗一体化过程中，需发挥现有资源的优势，开展对居民和慢性病病人的定期体检、体检和建档、咨询等服务。社区委员会作为具备自我调节功能的社会团体在治理和维护社会稳定方面也扮演着重要角色[②]。

---

① 盛吉莉,杨金侠,周洋.部分国家慢性病防控机制的经验和启示[J].中国卫生政策研究,2013(10):31-35.

② 王世强,李丹,盛祥梅,等.基于"体医融合"的社区健康促进模式构建研究[J].中国全科医学,2020,23(12):1529-1534.

在"三位一体"健康促进模式中，这四个组织共同合作，形成有机的协同关系，以推动社区居民的健康促进活动。

2.运行机制

"医疗机构+体育机构+社区机构"相结合的"三位一体"的经营方式想要长期运行，调动社区、医疗机构和体育机构的工作热情，需要有一套既合理又实用的体制。

（1）以社区健康促进委员会为保障

社区健康促进委员会是由当地政府体育部门、卫生部门专业人士和社会团体的管理者组成。根据当地的具体条件，该委员会制定一个地区的体育科研机构、医疗机构和社会团体的联系机制，为推动体育、医疗和社会的和谐发展提供有力的保证[①]。通过建立健全的部门联合机制，成立社区卫生工作协调小组，并组织开展社区卫生工作，由各机关主管组成的联合办公小组，对各单位在运作过程中遇到的问题进行统一的沟通，从而有效地促进项目的实施。

（2）以体育与医学为技术支撑的专业队伍

在"体医融合"方面进行多学科的知识和技术准备，为有能力进行健身工作的医务工作者提供训练，并指导各类型慢性病患者进行体育运动，提高居民的慢性病预防意识，加强保健宣传工作，真正解决居民对卫生知识的认识和对体育锻炼的要求[②]。参加训练的医务人员可以是本地三甲医院的医务人员，也可以是本地高校体育学院、运动科学研究和专业运动组织的运动卫生专业人员。以社区健康促委员进会为运作平台，与体育、医疗等相关机构共同努力，开

---

① 乐生龙,陆大江,夏正常,等."家庭—社区—医院—高校"四位一体运动健康促进模式探索[J].北京体育大学学报,2015,38(11):23-29.

② 郭建军,郑富强."体医融合"给体育和医疗带来的机遇与展望[J].慢性病学杂志,2017,18(10):1071-1073.

展专业人才选拔、资金调配等方面的工作。

（3）以"三社联动"为中心，实行社区介入方案

社区居委会、社区医院、社区运动指导员等是在社区推进"三位一体"健康促进模式的主要力量，他们要充分发挥自己的专业优势，在社区内建立起"三社联动"的互动机制，以推动社区居民的慢性病防治和身体素质的提高①。在社区医疗机构中，医师要积极开展体医结合的训练，根据患者的具体情况和体质，制订有针对性的训练计划，强化自己的职业素养，增强社区居民的信任；与社区居委会合作，建立居民的卫生记录，实现与三甲医疗机构的双向转诊；同时，对社区运动指导员进行体医结合的交叉训练，对不同的慢性病病人进行锻炼督导。为了更好地实现"三社联动"，九华社区需成立有关"三社联动"联席会议，并定期召开社区健康促进委员会会议，讨论如何推进体育与医疗融合。

（4）以社区成员为主的互助团体

人际交往是社交活动中的一个关键要素，可以通过向他人提供社会支持，使他人学会如何养成良好的习惯。同伴支持是一种重要的社交支持形式，通过分享信息、经验、情感等方式来实现。有学者在参与相关医学研究时发现，同伴支持可以帮助患者维持自我管理以及控制症状、促进健康。运动研究人员认为，同龄人的支持能提高参加运动的积极性，增加活动参与的满意度，从而促进健康生活方式的形成。

3.实施流程

"医疗机构+体育机构+社区机构"相结合的"三位一体"健康促进模式的运作设计过程应当包含如下：

---

① 王世强,李丹,盛祥梅,等.基于"体医融合"的社区健康促进模式构建研究[J].中国全科医学,2020,23(12):1529-1534.

（1）组建专家团队

在"三位一体"健康促进模式中，首要任务是建立专家团队。该团队由当地三甲医院的医学专业人士和体育院校的科研领域运动专家组成。专家团队的职责包括为社区医师和社区运动指导员提供培训，参与社区宣传和教育工作，以及对制订的健康干预计划进行指导和修订。

（2）培训宣传

为确保"体医融合"模式的成功实施，必须进行广泛的培训宣传。专家小组将为社区运动指导员和医师提供有关"体医结合"的健身方案培训，以提高他们的专业技能。同时，通过多种方式在社区内进行卫生保健宣传，提高居民对健康促进模式的认知，并了解运动干预慢性疾病的重要性。

（3）体检建档

社区卫生服务站的医师将对社区居民进行全面的健康检查和体育锻炼指导。这包括体检以及生活方式、药物使用等方面的调查。每位居民都将建立个人健康档案，记录其健康状况和运动习惯，为后续开具运动处方提供参考。

（4）开具处方

社区医师将根据居民的身体状况，为其制定个性化的运动处方，并提供相应的健康指导。设计的运动处方要科学、有效、可操作，确保在社区内实施的准确性，不同组别的运动方式、强度、频率、项目、时长将根据个体差异进行调整。

（5）运动干预

由社区运动指导员指导的社区体育活动将在实施阶段展开，社区志愿人员将提供协助，引导和监督居民参与运动。在线监督和指导多个组别，确保社区运动指导员在运动风险评估、运动习惯养成等方面提供有效的指导。

（6）信息反馈

每次锻炼后，社区医师及时了解居民的身体活动强度和感觉，并谈话以了解动作变化情况和心理感受。运动干预完成后，社区医师对受试者进行医学和体育检查，了解受试者的身体状况，调整和矫正运动处方。信息反馈环节是确保"体医融合"模型长期有效运行的重要环节。

通过以上六个步骤，湘潭市九华社区逐步解决了"体医融合"模式的推广和实施过程中所面临的挑战，为居民提供了全方位的健康促进服务。

第二节　国外"体医融合"实证分析

一、美国"体医融合"服务模式

（一）美国"体医融合"治理框架

20世纪末，随着美国国民慢性病患病率不断上升，医疗负担急剧增加，美国卫生与公共服务机构采取了体育与卫生医疗相结合的方式，以改善国民体质健康为目标，成为全球"体医融合"治理的先导者之一。

由美国政府主导，多部门协同治理的"体医融合"治理框架已经初具规模。冯振伟等指出，该框架由美国疾控中心为主导，联合各部门、协会形成宏观治理网络。同时，地方卫生部门与社区医院、保险公司合作，共同面向社区居民开展健康促进计划服务，构建了"三位一体"型服务模式[①]。这种合作关系构建了一个整体性的治理

---

① 冯振伟,张瑞林,韩磊磊."体医融合"协同治理:美国经验及其启示[J].武汉体育学院学报,2018,52(5):16-22.

· 087 ·

第三章　体医深度融合协同发展实证分析

框架，体现了多层次、多领域的"体医融合"服务。该服务模式具有政府主导和社区参与的特点，能够全面覆盖社区，实现多方合作的协同效应。

美国"体医融合"治理框架在政府主导、多部门协同的基础上，形成了"三位一体"型服务模式，为国家层面的"体医融合"发展提供了有益经验。这一框架在应对慢性病等公共卫生挑战方面取得了显著成效，为其他国家提供了可借鉴的经验和启示。

（二）美国"体医融合"整合医疗型服务

随着国民慢性病问题的日益突出，美国政府采取以美国健康管理组织为主导、联合美国医疗保险和医疗服务中心共同参与的整合医疗型服务模式，通过全科医生对参保人群进行分级诊疗管理，旨在提供更全面的医疗管理和健康促进措施。此服务模式通过信息平台深入社区，为用户提供免费健身房以及运动干预等服务。这一整合医疗型服务模式更加注重个性化的医疗管理，通过全科医生的参与，实现了更精准的健康服务[①]。美国的整合医疗型服务模式强调个性化医疗管理，为参保人群提供更为全面的医疗服务。这种服务模式在提高医疗效益、降低医疗成本方面取得了显著成果，为其他国家在"体医融合"领域提供了可借鉴的经验和启示。

（三）美国"体医融合"转诊型服务

在美国政府宏观调控的"体医融合"治理框架下，与康复治疗产业和物理治疗中心合作的转诊型服务模式应运而生。此服务模式通过在就诊期间对患者进行身体活动能力评估和常规咨询服务，根据患者的活动水平、医疗状况和偏好，结合运动是良医，实现患者

---

① 刘玉洁，李佩璟.美国体育与健康组织框架研究[J].成都体育学院学报,2020,46(3):13-18.

的有针对性转诊。该转诊型服务强调对患者的个体化关怀，通过定期进行身体活动能力评估和常规咨询服务，为患者提供更有针对性的运动方案。这种服务模式的推动者包括政府宏观调控机构、康复治疗产业以及物理治疗中心，共同构建了一个以患者为中心的转诊型服务网络。在转诊型服务模式中，政府宏观调控机构起到整合和监管的作用，确保服务的质量和可及性；康复治疗产业和物理治疗中心通过定期的身体活动能力评估，为患者提供个性化的运动建议。患者根据这些建议参与运动项目的训练，实现了从医疗机构到社区运动资源的有序转诊。

美国的转诊型服务模式在提高患者参与度、改善康复效果等方面取得了显著成果。这一服务模式的学术价值在于强调了康复与健康的深度融合，为其他国家在"体医融合"发展方面提供了值得参考和借鉴的经验。

美国"体医融合"服务模式的多元化反映了其在应对慢性病、提高健康水平等方面的不断创新和实践。由政府主导的"三位一体"型服务、健康管理组织主导的整合医疗型服务以及政府宏观调控的转诊型服务，构成了一个较为完备的治理框架。这些服务模式的学术价值和启示在于，通过多方协同、个体化管理以及深度融合的方式，可以更有效地提升国民健康水平，为其他国家在"体医融合"领域提供了有益的经验和借鉴材料。

二、德国"体医融合"服务模式

（一）德国"体医融合"发展历程

德国作为早期关注运动促进健康的国家，21世纪以来通过政府战略部署、政策制定和专业人才培养等措施积极推动了"体医融合"的发展。在探索与实践中，德国形成了多样化的"体医融合"服务模式[①]。

德国政府通过对体育与医疗卫生部门的战略部署，形成了相对完备的"体医融合"治理框架。这一框架在多个层面上促进了不同形式的"体医融合"服务的发展，涵盖社区医疗、科研项目、整合医疗以及医保激励等多个方面，形成了全面的治理网络。这为不同人群、不同需求的"体医融合"服务提供了多元选择和支持。

（二）德国"体医融合"社区嵌入型服务

德国的"体医融合"社区嵌入型服务以社区医院和社区康复中心为运行主体，通过社区保健医生的运动处方，将运动服务嵌入社区康复中心，实现对社区居民的全面健康服务。这种服务模式强调社区医疗的参与性和全面性，为社区居民提供了便捷的运动服务。社区嵌入型服务模式在提高社区居民运动参与度、促进其健康的同时，实现了医保费用的有效利用。这为其他国家在社区层面推动"体医融合"提供了有益的经验和启示。

（三）德国"体医融合"项目型服务

德国的"体医融合"项目型服务以政府、体科所、高校等机构为运行主体，针对特定慢性疾病患者，通过科研课题申报的方式，组建健康服务项目团队，全程策划、监控和管理服务项目。项目型服务是由医生、社会体育指导员、护理人员等组成的健康服务项目团队，全程策划患者治疗方案的"体医融合"服务。这种服务模式不收取患者费用，强调科研课题的申报和团队的协同工作，实现了对患者的全程科学管理。项目型服务模式通过科研课题的申报和全程科学管理，为特定慢性疾病患者提供更为专业、系统的"体医融

---

① 王占坤.发达国家公共体育服务体系建设经验及对我国的启示[J].体育科学,2017,37(5):32-47.

合"服务。这一模式在提高服务质量、推动科研与实践相结合方面具有学术价值和借鉴意义。

（四）德国"体医融合"整合医疗型服务

德国"体医融合"整合医疗型服务以医院和科研机构为运行主体，通过开设相关科室，面向有需要的住院患者提供医疗、护理、康复的服务。这种服务模式注重医疗资源的整合利用，为患者提供全方位的"体医融合"服务。这一模式在优化医疗资源配置、提高康复效果方面具有学术价值和启示。

（五）德国"体医融合"医保激励型服务

德国"体医融合"医保激励型服务通过设立"红利政策"，对参保人进行定期身体检查以及运动课程培训。这一服务模式通过医保激励，鼓励参保人积极参与运动，提高个体的健康水平。该服务模式强调在医保机构中积极推动"体医融合"，通过激励手段促使更多人参与到"体医融合"活动中。医保激励型服务模式在鼓励参保人积极参与运动的同时，也在医疗保险机构中推动了"体医融合"的落地。这一模式在激励机制、医疗与健康的紧密结合等方面具有学术价值和启示。

德国作为一个较早重视"体医融合"的国家，在不同层次和领域推动了多样化的"体医融合"服务模式。从社区嵌入型服务、项目型服务、整合医疗型服务到医保激励型服务，德国的实践经验为其他国家发展"体医融合"提供了丰富的借鉴和参考。不同服务模式在提高社区居民的健康水平、优化患者康复效果、激励个体积极参与等方面都具有学术价值，为推动全球"体医融合"的发展提供了有益的经验和启示。

三、日本"体医融合"服务模式

(一) 日本"体医融合"福利型服务

为缓解老龄化带来的社会问题，日本政府一直致力于制定"体医融合"促进健康计划。在这一进程中，"体医融合"福利型服务通过政府主导，依托社区综合俱乐部，以全科医生为主体，为社区居民提供运动处方，社会体育指导员提供锻炼指导，且不收取任何费用。这一服务模式的特点在于强调社区参与和福利性质，为全体社区居民提供全面、免费的"体医融合"服务。福利型服务模式在强调社区参与的同时，通过政府主导的方式保障了服务的普及性。这一模式在实现社区居民的健康促进、减轻医疗负担等方面具有学术价值，为其他国家在老龄化社会中推动"体医融合"提供了借鉴经验。

(二) 日本"体医融合"整合医疗型服务

随着老龄化社会的发展，日本采用整合医疗型服务模式，以各级医院、医疗保险公司为运行主体，面向老年人和慢性病患者，通过医疗圈的构建，实现医疗资源的整合和信息的联动，提供一体化服务。该服务模式构建家庭医生支援保健体系，为老年人和慢性病患者提供一体化服务，强调全方位的健康管理。整合医疗型服务模式在实现医疗资源整合和信息联动方面取得显著成效。这一模式在提高服务效率、优化医疗体系、实现全面健康管理等方面具有学术价值和启示，为其他国家构建医疗圈、推动整合医疗提供了有益的经验。

（三）日本"体医融合"商业型服务

为满足中产阶级以上人群对多元化、个性化和专业化健康促进服务的需求，日本采用商业型服务模式，以康复医院和疗养中心为主体，为特定人群提供高水平的"体医融合"服务。该服务模式注重提供高水平的医疗和康复资源，以满足特定人群对个性化服务的需求。商业型服务模式在服务质量和个性化方面表现出色，为中产阶级以上人群提供了高水平的"体医融合"服务。这一模式在满足特定人群需求、提升服务水平等方面具有学术价值和启示，为其他国家在"体医融合"领域的发展提供了有益的经验。

日本在"体医融合"服务模式的设计中充分考虑了老龄化社会的现实问题，并通过不同类型的服务模式满足了人们多元化的需求。福利型服务模式通过政府主导，为社区居民提供免费的"体医融合"服务，强调社区参与和福利性质。整合医疗型服务通过医疗圈的构建，实现了医疗资源整合和信息联动，为老年人和慢性病患者提供一体化服务。商业型服务模式注重服务质量和个性化，满足中产阶级以上人群对高水平"体医融合"服务的需求。这些服务模式在提高服务效率、满足不同人群需求、促进全面健康管理等方面具有学术价值，为其他国家在老龄化社会中推动"体医融合"提供了丰富的经验和启示。

第三节　国内外"体医融合"的启示与反思

国内的"体医融合"发展需要加强科技公司与医疗机构的合作，充分发挥科技创新在康复过程中的作用。国际上的合作模式为我国提供了宝贵的经验，特别是在社区服务、康复体育和智能科技方面。"体医融合"的未来发展需要综合考虑医疗、科技、社区等多方面的因素，构建更加完善的服务体系，以提高患者的康复效果和生活质量。

一、国内"体医融合"发展的启示与反思

（一）加强科技公司与医疗机构合作

1.深化协同作用

在"体医融合"的推进过程中，深化科技公司与医疗机构之间的协同作用被认为是促进创新和提高康复效果至关重要的一环。科技公司在研发智能康复设备方面具备独特的专业知识和技术实力，而医疗机构则拥有实际的康复应用场景和对康复方案的临床验证需求。这种深度协同作用将科技公司的技术创新与医疗机构的实际需求相结合，不仅有助于推动康复领域的创新，还为患者提供了更为先进和个性化的康复解决方案。

科技公司的专业性和创新能力为康复服务带来了新的可能性。通过不断研发智能康复设备，科技公司为医疗机构提供了更多工具和技术支持，使得康复治疗做到更加精准、个性化。这种协同作用不仅仅是技术的整合，更是知识和经验的交流，促使医疗机构更好地应用和适应科技创新。

同时，医疗机构的实际需求和临床验证为科技公司提供了指导和验证的基础。科技创新需要在实际应用场景中进行验证，而医疗机构则为科技公司提供了这样一个应用场景。医疗专业人员能够在实际康复治疗中评估和反馈智能康复设备的效果，从而不断改进和优化技术。这种深度协同作用使得科技创新更贴近实际需求，确保康复设备的研发更符合患者的实际情况。

因此，加强科技公司与医疗机构之间的深度协同不仅是推动"体医融合"不断向前发展的动力源泉，更是为康复领域的患者提供更先进、更有效的治疗方案的必要手段。这种协同作用的不断深化将为未来的康复服务带来更多创新和可能性，推动整个医疗体系朝着更加智能、个性化的方向发展。

2.建立联合研发中心

为促进科技公司与医疗机构之间的密切合作，建立联合研发中心是一种极具前景的机制。这一中心旨在整合双方的专业知识和资源，推动共同的研究和开发项目，从而实现更紧密的协同合作。共享先进的设备和资源，科技公司得以更深入地了解医疗机构的康复需求，为其提供更精准、实际可行的智能康复设备。

联合研发中心的设立有助于打破科技公司和医疗机构之间的壁垒，促使双方能够在同一平台上进行直接而高效的合作。这种紧密的合作机制不仅有助于加速推进科技创新，也使医疗机构能够更迅速地将最新的康复科技引入治疗实践中。

通过联合研发中心，科技公司可以更加深入地了解医疗机构的康复环境和患者需求。实时的沟通和信息共享为科技公司提供了更为全面和具体的康复场景，使其能够更好地定位技术的研发方向。同时，医疗机构能够直接参与研发过程，提供实际的临床反馈，确保科技创新符合康复治疗的实际需求。

这一联合研发中心的机制为双方提供了共同的平台，使得科技公司和医疗机构能够形成高效的工作团队。通过共同努力，双方可以更好地利用各自的专业优势，推动康复科技的创新，为患者提供更为个性化和高效的康复服务。这种建立在紧密合作基础上的联合研发模式，将为"体医融合"领域的进一步发展开辟新的道路。

3.建设共享数据平台

建设共享数据平台对于推动科技创新在康复领域的应用具有至关重要的作用。建立这样的平台，科技公司得以与医疗机构共享患者的康复数据，从而获得更为丰富的实践经验和反馈信息。这一共享机制不仅有助于科技公司不断改进其康复设备的性能，还能够促进医学与科技的深度融合。

在共享数据平台的框架下，科技公司可以直接获取患者在康复过程中的实时数据和相关信息。通过分析这些数据，科技公司能够更准确地了解患者的康复进展、个性化需求以及设备使用情况，这为科技公司提供了宝贵的信息资源，有助于优化其智能康复设备的设计和性能。

同时，建设共享数据平台也为医疗机构提供了机会，使其能够更好地设计患者的个性化康复方案。医疗机构可以通过分析患者的康复数据，了解康复过程中的瓶颈和患者的个体差异，进而调整和优化康复计划。这种数据驱动的康复方案更加贴合患者的实际需求，提高了治疗的针对性和有效性。

建设共享数据平台促使科技公司与医疗机构形成更加紧密的合作关系，实现了医学和科技之间的有机融合。通过实时的数据共享，双方能够更高效地合作，确保科技创新更好地服务于实际的康复需求。这种合作模式在推动康复领域的科技创新方面具有广泛的应用前景，能为患者提供更先进、个性化的康复解决方案。

（二）借鉴国际社区服务经验

1.构建康复社区服务中心

借鉴国际社区服务模式，国内可以积极构建康复社区服务中心，使康复服务更加贴近患者的生活。这种社区服务中心不仅提供专业的康复服务，还将康复融入社区生活，促使患者更主动地参与康复活动。社区服务中心还能起到信息传递的作用，让患者更深入地了解康复知识。

2.推广个性化康复服务

通过与社区健康促进机构进行合作，国内可以推广个性化康复服务。社区机构可以进行相关康复知识普及和健康教育，为社区居民提供更多康复支持。这种合作模式可以有效缓解医疗机构康复资源不足的问题，实现康复服务的全面覆盖。

3.建设社区康复文化

国内应该注重社区康复文化的建设，通过举办康复体育活动、康复知识讲座等方式，提高社区居民对康复的认知和参与度。这种文化建设不仅有助于康复服务的推广，还能够培养社区居民的康复意识，使康复成为社区生活的一部分。

（三）强调康复体育的重要性

1.康复体育的整体性作用

康复体育在"体医融合"中具有不可替代的整体性作用，对促进患者身体功能的全面恢复至关重要。国内应该更加注重康复体育的发展，建设更多现代化康复体育设施，为患者提供更好的运动环境。这有助于在体育活动中促进康复效果的提升，提高患者的运动参与度。

2.康复体育设施的建设

国内需要加强康复体育设施的建设，包括无障碍设施、康复训练场地等。这些设施不仅能够为患者提供专业的康复环境，还能够吸引更多患者参与康复体育活动。加强康复体育设施的建设将为康复服务的发展提供更加完善的基础设施支持。

3.提高患者运动参与度

为提高患者的运动参与度，国内可以通过组织康复体育活动、开展康复运动培训等手段，让患者更主动地参与康复过程。通过这种方式，患者不仅能够在运动中享受康复的乐趣，还能够更有效地实现康复效果。

二、国际"体医融合"的经验与启示

国际上的"体医融合"实例为不同国家提供了可借鉴的经验。在推动"体医融合"时，需关注社会文化特点，注重多方合作，充分发挥政府引导作用，实现医疗卫生资源的优化配置，以更好地服务广大民众。

（一）协同治理体系是核心

在国际"体医融合"的实践中，协同治理体系被证明是推动该领域发展的核心。美国、德国和日本的实例表明，多种服务模式的共存为不同需求的居民提供了多样化的健康服务选择。

1. 分工明确的"体医融合"协同治理体系

国际"体医融合"的成功经验强调建立分工明确的协同治理体系的重要性。各个国家政府通常与医疗机构、运动机构以及其他相关非营利组织形成紧密合作的协同治理体系，共同推动整体的"体医融合"服务网络的运作。

这种协同治理体系的建立涉及各个层面的合作，包括政策制定、资源整合、服务协调等。首先，政府在制定相关政策方面发挥着重要作用，通过明确的政策指导，为"体医融合"服务提供政策保障。其次，医疗机构和运动机构在服务提供方面各司其责，医疗机构专注于康复治疗和医疗服务，而运动机构则负责提供体育运动和康复体育服务。最后，其他相关非营利组织在社区服务、康复辅助等方面发挥协同作用，为整个卫生体系的顺畅运作提供支持。

这一协同治理体系为各国提供了有益的经验和启示。国际上的成功实例表明，只有建立了分工明确、各方充分协同的治理体系，"体医融合"服务才能更加高效、全面地为患者提供服务。因此，国内在推动"体医融合"服务时可以借鉴这种协同治理的模式，通过政府、医疗机构、运动机构和其他相关组织之间的有机协同，共同推动"体医融合"服务的发展，为患者提供更为综合和优质的医疗与康复服务。

2. 多职能部门跨界融合的协同机制

在美国的"体医融合"服务实例中，政府卫生与公共服务部以及多个相关机构之间建立的协同机制成为推动整个"体医融合"服务体系发展的关键。这一协同机制涉及多职能部门的跨界融合，确保了各方在服务提供中的有机合作，为广大民众提供更全面的医疗与康复服务。

首先，政府卫生与公共服务部在卫生领域的权威性起到了引领作用。其制定的政策和指导方针为整个"体医融合"服务提供了明确的政策支持，推动了相关部门之间的协同合作。其次，各相关机构的专业性发挥了各自的优势。医疗机构专注于提供专业的医疗服务，而运动机构则致力于提供康复体育服务，二者协同作用使得服务更加综合。最后，社区服务机构的参与确保了服务贴近社区需求，为民众提供更为个性化的康复服务。

这种跨界融合的协同机制有助于弥合各部门之间的差异，形成更加高效的服务网络。各职能部门通过共同制定服务计划、分享资源、整合技术手段等方式，实现了全方位的康复服务。这为国内推动"体医融合"服务的发展提供了借鉴，鼓励不同职能部门之间进行密切合作，构建更为紧密的协同机制，以提供更全面、更高效的"体医融合"服务。

3.非营利组织的强力支撑

在国际协同治理体系运作的经验中，非营利组织的强力支撑为"体医融合"服务的发展提供了重要启示。以美国为例，非营利组织的积极参与不仅赋予"体医融合"服务更强的社会责任感，还有助于提升服务的可持续性，形成了多方合作的良性循环。一方面，非营利组织在社会服务方面具有独特的优势。由于其非营利性质，更容易获得社会的支持和信任，能够更好地服务社区的康复需求。非营利组织的参与使得"体医融合"服务更贴近民生，更关注社会效益，从而有效缓解了政府财政压力。另一方面，非营利组织在募集资金、资源整合方面具备较强的能力。通过开展慈善活动、与企业合作以及社会捐赠的方式，非营利组织能够为"体医融合"服务提供重要的财务支持。这种多元化的资金来源不仅增强了服务的经济实力，还降低了对政府财政的过度依赖，为服务的长期可持续性创造了有利条件。

国际"体医融合"实践中的协同治理体系为各国在这一领域的发展提供了有益的借鉴。美国、德国和日本的实例表明，建立分工明确的"体医融合"协同治理体系是成功运行的关键。通过建立政府主导、多职能部门跨界融合、非营利组织强力支撑的协同机制，这些国家成功推动了"体医融合"服务在基层的有效实施。这些国际经验为其他国家在"体医融合"服务模式的建设和协同治理体系的构建方面提供了有益的经验和启示。

（二）健康理念普及是先决条件

"体医融合"服务的成功推动离不开对健康理念的广泛普及，人们对"体医融合"促进健康理念的认同感是发展"体医融合"服务的重要社会基础。美国、德国和日本通过多种渠道宣传"体医融合"促进健康理念，取得了显著成效。

1.多渠道宣传的有效性

国际经验表明，多渠道宣传"体医融合"理念被证明是成功推动"体医融合"服务模式发展的关键。美国、德国和日本等国家通过运动组织、政府计划和教育体系等多个渠道广泛宣传健康理念，从而形成了社会共识，这为其他国家在推动"体医融合"服务发展时提供了宝贵的经验。首先，通过运动组织渠道，可以将"体医融合"理念传递给更广泛的人群。运动组织在社区、学校和企事业单位中具有较强的影响力，通过组织康复运动、康体活动等方式，可以向公众普及"体医融合"的概念，提高人们对健康的关注度。其次，政府计划的制定与实施也是宣传"体医融合"理念的有效途径。政府可以通过宣传栏、社交媒体、健康教育活动等方式，将"体医融合"的知识传递给社会大众，推动健康理念深入人心。最后，教育体系的介入是培养"体医融合"理念的长期机制。通过在学校设置相关课程、开展健康教育活动，可以使年轻一代在学习过程中树立正确的健康观念，为未来社会的"体医融合"实践奠定基础。

总体而言，多渠道宣传的有效性在国际上得到了充分验证。国内在推动"体医融合"服务时，可以借鉴这一经验，通过不同的渠道广泛宣传"体医融合"理念，形成社会的广泛共识，促进健康理念在全社会的深入推广。这有助于提高人们对健康的认知，促使更多人参与"体医融合"服务，实现全民健康的目标。

2.健康理念与政策的紧密结合

国际实践表明，健康理念的普及需要与政策的制定和推动相结合。以美国的《国民体力活动计划》为例，该政策为理念的普及提供了关键的政策支持，形成了理论与实践的有机结合。这一成功政策为其他国家提供了借鉴的经验，体现了将健康理念融入政策体系的重要性。首先，政策的制定可以为健康理念的普及提供战略性引导。通过明确政策目标、加大对"体医融合"服务的投入，政府能够为健康理念的传播创造有利的政策环境。合理的政策框架将有助于整合社会资源，形成健康理念的社会共识。其次，政策的推动可以促使各相关方更积极地参与健康理念的实践。例如，政府可以通过激励措施、奖励机制等方式，引导医疗机构、科技公司、社区组织等进行多方合作，推动"体医融合"服务的发展，从而加速健康理念的传播。最后，政策的不断优化和调整也是健康理念得以持续推广的关键。随着社会、科技和医疗的发展，政策需要不断调整以适应新的需求和挑战。及时更新的政策将有助于保持"体医融合"服务的活力，确保健康理念在社会中的可持续传播。

因此，将健康理念与政策紧密结合是推动"体医融合"服务模式发展的关键一环。各国可以借鉴这一经验，通过制定明确的政策，推动"体医融合"理念的广泛传播，为全球公共卫生事业的发展作出贡献。

3.社会支持对"体医融合"的推动作用

"体医融合"理念的普及离不开社会的广泛支持。国际上的成功案例表明，社会支持是推动"体医融合"服务模式发展的关键要素。在美国，一些非营利组织积极参与"体医融合"服务的宣传与推广，通过组织活动、提供信息等方式，助力健康理念在社会的深入传播。德国则借助电视、广播、网络等多种渠道，将"体医融合"理念传递给大众。此外，日本的教育体系在普及"体医融合"理念方面发挥了积极作用，通过学校课程和教育活动，培养公众对健康的认知和重视。首先，非营利组织的介入为"体医融合"理念的传播提供了专业支持。这些组织通常具有专业的医疗背景或康复经验，能够提供权威的信息和建议。通过开展康复宣传活动、组织康复体育赛事等方式，有效地提高了社会对"体医融合"服务的认知，推动理念深入人心。其次，媒体的积极宣传有助于将"体医融合"理念传递给更广泛的受众群体。电视、广播和网络等媒体平台是信息传播的重要途径，通过各种形式的报道、专题节目，社会将更全面地了解"体医融合"的概念、益处以及成功的案例。这种媒体宣传有助于形成社会共识，推动"体医融合"服务被不同群体接受和实践。最后，教育体系的介入有助于培养公众对健康的认知。通过将"体医融合"理念纳入学校教育课程，可以从小培养学生对健康的关注和重视，从而帮助年轻一代形成健康的生活方式，并培养其对康复的认知。这将对提升未来社会的整体健康水平产生深远影响。

因此，社会支持在推动"体医融合"服务模式发展中发挥着不可忽视的作用。通过非营利组织、媒体和教育体系的协同努力，"体医融合"理念得以更加全面、深入地传播，为促进社会健康、提高康复效果发挥重要作用。

（三）人才培养体系是保障

在国际"体医融合"服务模式的运行过程中，充分的人力资源投入是保障服务流程顺畅的关键。为此，美国、德国和日本都建立了复合型人才培养体系。

1.跨学科培养的重要性

"体医融合"服务的成功推动离不开跨学科专业人才的积极参与。国际经验表明，为了更好地应对患者多样化的需求，人才培养体系应强调跨学科知识的传授，促使"体医融合"服务团队更加综合和协同。其一，跨学科培养打破了传统学科壁垒，使不同专业领域的专业人才能够更好地协同工作。例如，在"体医融合"服务中，医学专业的专家与工程技术人员、运动科学专业人才紧密合作，共同推动康复技术的创新和实践。这种协同工作模式使得团队具备更为全面的知识结构，能够更全面地理解和解决患者康复过程中的复杂问题。其二，跨学科培养有助于形成更具创新力的团队。不同学科的交叉融合常常激发出新的想法和解决方案。在"体医融合"服务领域，跨学科团队能够更灵活地借鉴不同领域的最新科研成果，将创新科技应用于康复实践中，从而推动整个服务模式的不断升级和创新。其三，跨学科培养使得专业人才更具适应性。患者的病情、康复需求千差万别，需要综合运用医学、工程学、运动科学等多方面的知识。不同领域的知识交叉，可以更好地满足患者康复过程中的多样性需求，提升服务的综合效能。跨学科培养使得专业人才能够更灵活地根据患者的具体情况进行个性化康复方案设计，提高服务的针对性和效果。

因此，跨学科培养的重要性在于培养更全面、创新和适应性强的专业人才，使"体医融合"服务更好地服务患者，推动整个领域的发展。

2.教育与实践的结合

打造成功的人才培养体系不仅需要注重理论知识的传授，还需要将教育与实践有机结合。美国"体医融合"专业人才的培养模式是在医学院校中强化非医疗干预的学习，实现了理论知识与实际操作的紧密结合。这种教育模式为培养更具实践经验的专业人才提供了有益的范例。其一，该模式通过在医学院校中增设非医疗干预课程，使学生在接受传统医学知识的同时，更全面地了解康复服务领域的多元化干预手段。学生在实际操作中能够将理论知识转化为实际技能，为未来从事"体医融合"服务奠定坚实的基础。其二，强调实践经验的培养可以加强学生在康复服务实践中的自信心和适应性。通过实地参与患者的康复过程，学生能够更深刻地理解患者的需求，培养其面对复杂情况时解决问题的能力。这种实践经验的积累将使专业人才具备在实际工作中灵活应对各种挑战的能力。其三，将教育与实践相结合有助于提高专业人才的综合素质。除了医学专业知识，学生还能够学习团队协作、沟通技巧等实际应用技能，这对于"体医融合"服务中的协同工作至关重要。这样培养出来的专业人才更具备跨学科的能力，能够更好地适应"体医融合"服务领域的复杂多变。

美国通过将教育与实践有机结合的方式，为"体医融合"服务培养了全面、实践经验丰富的专业人才，为行业的发展注入了新的活力。这一经验对其他国家在构建人才培养体系时提供了有益的借鉴。

3.协同合作的优势

协同合作被证明是构建成功人才培养体系的关键。德国的跨学科培养模式和日本的体育、医学两大教育系统的协同合作都体现了协同合作的优势，这为其他国家构建更加健全的"体医融合"人才培养机制提供了启示。

在国际"体医融合"服务的经验中，建立全面的人才培养体系被认为是保障服务顺利运行的重要一环。美国、德国和日本通过在体育和医学领域培养跨领域专业人才，为"体医融合"服务提供了丰富的人力资源。这一体系的优势在于强调不同领域的知识相互交融，培养更具综合素质的专业人才。

德国的跨学科培养模式通过整合医学、运动科学等领域的专业知识，使学生在多个学科领域都能获得一定的专业背景。这种协同合作机制帮助学生更全面地理解"体医融合"服务的综合性质，为未来的跨领域合作奠定了基础。

日本的体育、医学两大教育系统之间的协同合作确保了学生在医学和运动科学领域的学习相互促进，形成有机的整体。这有助于避免学科割裂，使学生能够在学习中形成更广阔的视野，更好地适应"体医融合"服务的实际需求。

综上所述，协同合作在构建"体医融合"人才培养机制中的优势，主要体现在为学生提供更全面的专业知识，并能够提升其合素质。这种模式强调跨学科知识的交融和协同合作的必要性，为其他国家推动"体医融合"服务发展提供了有益的经验。

第四章　我国体医深度融合协同原则、机制与模式研究

第一节　总体思路

一、我国体医深度融合模式的研究背景

（一）群众健康问题突出

随着我国经济社会的快速发展和人民生活水平的不断提高，群众对健康的需求日益增长，但同时也面临着越来越突出的健康问题。世界卫生组织发布的《全球疾病负担（GBD）报告》显示，1990—2019年，导致全球疾病负担增加的10种疾病包括：缺血性心脏病、糖尿病、卒中、慢性肾脏病、肺癌、年龄相关性听力损失、HIV/AIDS、其他肌肉骨骼疾病、腰背痛、抑郁症。数据显示，我国有2亿人超重，6000万人肥胖，1.61亿人患高血压，1.6亿人血脂异常，胃肠病患者达1.2亿，2000万人患有糖尿病，每年新增癌症病人170万。中国居民营养与慢性病状况报告（2020年）的数据显示：2019

年我国因慢性病导致的死亡人数占总死亡人数的88.5%，其中心脑血管病、癌症、慢性呼吸系统疾病死亡比例为80.7%。也就是说，绝大多数居民的死亡原因都直接与慢性病相关①。与此同时，随着老龄化社会进程加快、慢性病高发等问题日益凸显，群众身体健康和生活质量面临严峻挑战。2022年，中国居民健康素养水平为27.78%，仍有较大提升空间。

人民群众对健康服务需求日益增长，但我国医疗资源供给相对不足，基层医疗机构服务能力薄弱，群众对"体医融合"认知度不高、参与度不强、接受度不高，群众对健康服务日益增长的需求与供给不足之间的矛盾突出。因此，"体医融合"在解决人民群众健康问题、提高人民生活质量、促进经济社会发展中发挥着越来越重要的作用。

（二）国家支持"体医融合"

近年来，我国政府高度重视体育和医疗的融合发展，出台了一系列政策和措施，为体医深度融合提供了政策支持和保障。例如，《"健康中国2030"规划纲要》《中国防治慢性病中长期规划（2017—2025年）》《全民健身计划（2021—2025年）》等，这些政策文件不仅强调了健康的重要性，并提出了一系列具体的措施和要求，为体医深度融合提供了指导和保障。综合来说，加强"体医融合"促进健康产业发展要深入实施全民健身国家战略，以科学健身促进健康；要以推动全民健身和全民健康深度融合为主线，完善体制机制，深化改革创新，不断拓展"体医融合"新内涵、新外延，提高运动健身的综合效益。

国家支持"体医融合"的政策和措施以及各地方政府的积极探索与实践，为体医深度融合模式的研究提供了重要的指导和保障。

①中国居民营养与慢性病状况报告（2020年）[J].营养学报,2020,42(6):521.

这些政策和措施的实施，不仅有助于提高人们的健康水平，还为体育和医疗事业的发展提供了新的思路和方法。

（三）体育强国建设需要

随着经济的发展和社会结构的变化，人们的生活方式发生了深刻改变，与此相伴而来的是国民健康问题日益突出。习近平总书记强调，要"广泛开展全民健身活动，加强青少年体育工作，促进群众体育和竞技体育全面发展，加快建设体育强国"。近年来，我国人民的健康意识不断增强，而在这一过程中，一些与健康相关的问题逐渐凸显出来，如高血压、糖尿病等慢性疾病的发病率呈上升趋势。据调查，我国"亚健康"人群占人群总数的70%以上。可见，在全民健康意识不断提升的今天，人们对健康问题的关注度越来越高，但我国在全民健身与全民健康深度融合方面还存在着诸多问题和不足：一是群众体育发展不均衡不充分。体育场地设施不够丰富，管理维护不够科学，体育消费水平较低。二是公共卫生体系建设相对滞后。体育部门与卫生部门合作机制有待完善，经费保障机制有待健全。三是大众健身参与度不高。全民健身意识较低，人们对健身锻炼知识的了解仍较为欠缺。四是体医结合程度不高。体育与医疗融合的服务体系尚未形成，社会力量参与"体医融合"工作相对较少。五是"体医融合"专业人才匮乏。"体医融合"对专业人才需求较大。

因此，要想推进我国健康事业快速发展，就必须加快"体医融合"发展步伐；要想进一步提高国民身体素质，就必须从源头上遏制"亚健康"现象的产生；要想进一步提升全民健康水平，就必须从体育与医疗融合角度进行相关研究和探索。

（四）"健康中国"必经之路

随着中国经济的快速发展和人们生活水平的提高，慢性病已经成为影响人们健康的主要问题之一。为了解决这一问题，中国政府提出了"健康中国"战略，旨在通过多种手段和措施，促进人们健康水平的提高。其中，"体医融合"是实现这一目标的重要途径之一。

"体医融合"是指将体育运动与医学相结合，通过科学健身、合理营养、心理健康等方式，提高人们身体素质和健康水平。在实践中，"体医融合"可以通过多种形式实现，如健身俱乐部、医疗机构等。这些机构可以通过合作、交流、培训等方式，实现资源共享和优势互补，为人民群众提供更加全面、便捷的健康服务。"体医融合"在促进人们健康方面具有多种优势。首先，它可以提高人们身体素质和健康水平。科学健身可以改善心肺功能、增强肌肉力量、提高代谢水平等，从而减少慢性病的发生率。其次，它可以提高医疗质量和效率。将体育运动纳入医疗体系，可以更好地评估患者的健康状况和运动需求，制定个性化的运动方案，从而提高治疗效果和减少医疗成本。最后，它可以促进社会和谐与稳定。体育运动可以缓解压力、调节情绪、增强社交能力等，从而有助于减少社会矛盾和冲突。

从根本上说，"体医融合"是我国"大健康"体系的重要组成部分，是促进全民健康、建设"健康中国"的重要路径。在国家政策的引导下，"体医融合"将进一步发展为包括体育在内的全人群、全生命周期的一项事业。

（五）体育与医疗的高度关联

体育和医疗之间的联系在许多方面都是密不可分的。首先，体育作为一种重要的健康促进方式，在增强体质、提高免疫力、预防疾病等方面具有不可忽视的作用。例如，适当的运动可以促进新陈代谢、增强肌肉力量、提高心肺功能等，从而有助于身体健康。而医疗作为保障人们健康的重要手段，通过专业治疗疾病、维护身体健康等方式，为人民群众提供全面的健康服务。例如，医生可以通过诊断、治疗、手术等方式帮助患者恢复健康，同时也可以提供预防保健的建议，帮助人们预防疾病的发生。

其次，体育和医疗在很多疾病的治疗和康复过程中都发挥着至关重要的作用。对于一些慢性病和老年性疾病，通过适当的体育康复和锻炼，可以有效地缓解症状、提高生活质量。例如，适当的运动可以改善糖尿病患者的血糖水平，减轻哮喘患者的呼吸困难等。同时，医疗也为这些疾病的治疗和康复提供了重要的保障和支持，确保患者能够得到及时有效的治疗和康复。例如，医生可以通过手术、药物治疗等方式帮助患者恢复健康，同时也可以提供心理支持等服务，帮助患者更好地应对疾病带来的压力和挑战。

此外，体育和医疗在很多方面都存在着互补性。参与体育活动，人们可以增强体质，提高身体素质，从而减少疾病的发生和发展，降低医疗费用的支出。例如，适当的运动可以降低高血压、糖尿病等慢性病的发生率，从而减少医疗费用的支出。而医疗则可以为人们提供更加全面、专业的健康服务和保障，帮助人们提高健康水平和生活质量。例如，医生可以通过定期检查、预防保健等服务帮助人们及时发现和治疗疾病，同时也可以提供健康咨询等服务，帮助人们更好地管理自己的健康。

综上所述，体育和医疗的深度融合对于满足人民群众的健康需求、促进经济社会的协调发展具有重要意义。因此，我国体医深度融合模式的研究是十分必要和紧迫的。通过深入研究和探索，我们可以找到更加符合我国国情的体医深度融合模式和方法。例如，可以探索将体育和医疗资源整合起来，建立跨部门的合作机制，推动体育和医疗事业的深度融合和发展。同时，可以借鉴国际先进经验和实践案例，为我国体育和医疗事业的深度融合提供有益的参考和借鉴，推动我国体育和医疗事业的深度融合和发展，为人民群众提供更加全面、便捷的健康服务。

第二节　目标原则

一、以人为本，全民参与

在体医深度融合的过程中，我们应该始终坚持以人为本、全民参与的原则。这意味着，我们的工作应该以人民群众的需求和利益为出发点，积极引导和鼓励广大民众参与到体育和医疗的融合中。以人为本的原则强调了人的主体性，在推进体育和医疗深度融合的过程中，始终要以满足人民群众的需求和利益为出发点，充分考虑不同人群的差异性和特点，制定出更加科学、合理、有效的融合方案。全民参与的原则强调了广大民众在体育和医疗深度融合中的重要性和参与性，只有让广大民众真正参与到这个过程中，才能够实现真正的体医深度融合。

为了实现体育和医疗的深度融合，需要开展一系列活动。开展全民健身活动，可以让更多的人了解体育和医疗的关系，并积极参与到体育和医疗的融合中。全民健身活动不仅可以帮助人们锻炼身体，提高身体素质，还可以促进社区交流，增强社区凝聚力。另外，健康教育和体育医疗等活动也是实现体育和医疗深度融合的重要手段。这些活动可以让更多的人了解健康知识，掌握体育技能，增强医疗意识，从而更好地参与到体育和医疗的融合中。这些活动还可以促进体育和医疗相关产业的发展，实现全民健康的目标。

二、政府引导，市场运作

政府在推动体育与医学深度融合的过程中扮演着至关重要的角色。政府出台一系列相关的政策和措施，能够有效地鼓励和支持体育与医疗行业的合作与发展。例如，政府通过提供税收优惠政策，为开展体育与医学相关业务的企业提供资金等政策支持。

政府在推动体育与医学深度融合的过程中，还可以发挥其搭建平台的作用。政府可以组织体育与医学领域的专家学者进行深入交流与合作，推动科技创新和成果转化。这些专家学者们通过交流与合作，可以共同攻克一些体育与医学深度融合中遇到的技术难题，推动体育与医学的共同发展。尽管政府在推动体育与医学深度融合中扮演着重要的角色，但市场的作用同样不可忽视。市场是推动体育与医学深度融合的重要力量。在市场运作中，企业可以根据市场需求和自身优势，开展体育和医学相关的业务，实现资源共享和优势互补。这样不仅可以提高企业的竞争力，还可以推动经济发展和社会进步。

政府和市场在推动体育与医学深度融合中都扮演着重要的角色。政府通过出台政策和搭建平台来鼓励和支持体育与医疗行业的合作与发展，而市场则通过企业的力量来实现资源共享和优势互补，提高企业的竞争力，推动经济发展和社会进步。两者相辅相成，共同推动体育与医学的深度融合和发展。

三、资源共享，优势互补

在体医深度融合的过程中，我们应该充分发挥体育和医疗的优势和潜力，实现资源共享和优势互补。例如，体育产业和医疗行业可以密切合作，开展健康体检、康复训练、健康咨询等服务，实现资源共享和优势互补。同时，我们还应该积极探索新的融合模式和创新方式，提高服务质量和效率。这样不仅可以满足人民群众对于健康生活的需求，还可以推动体育和医疗相关产业的发展，为国家的经济社会发展作出更大的贡献。

通过体育与医疗的深度融合，我们可以更好地发挥体育在促进健康方面的作用。体育不仅是一种锻炼身体的方式，更是一种健康的生活方式。通过与医疗行业的合作，我们可以更好地了解人民群众的健康需求，提供更加精准的健康服务。同时，体育与医疗的深度融合还可以促进体育产业和医疗行业的技术创新和产业升级，提高服务质量和效率，更好地满足人民群众的需求。此外，体育与医疗的深度融合还可以带动相关产业的发展。例如，体育器材、体育旅游、健康食品等产业都可以受益于体育与医疗的融合。这些产业的发展将为国家经济社会发展注入新的动力，推动相关产业的发展壮大。

体育与医疗的深度融合是未来发展的必然趋势。我们应该充分发挥两者的优势和潜力，实现资源共享和优势互补，提高服务质量和效率，更好地满足人民群众的需求，推动国家经济社会的健康发展。

四、科技创新，成果转化

科技创新是推动体育与医学深度融合的重要手段，我们应该加大科技创新的力度，开展体育和医学领域的科学研究和技术开发，推动科技创新和成果转化。例如，我们可以利用人工智能、大数据等技术手段，开展运动处方制定、健康管理计划等研究工作，提高服务质量和效率。同时，我们还应该积极推动科技创新的成果转化，将科技创新转化为实际的生产力和经济效益，这样可以促进经济发展和社会进步。此外，我们还可以通过加强国际合作来推动科技创新。例如，与国际知名的体育和医学研究机构合作，共同开展科学研究和技术开发，共享科技创新的成果，在提高我国体育和医学领域研究水平的同时，提升了我国在国际体育和医学领域的影响力和竞争力。

实现体医深度融合应该加大科技创新的力度，开展体育和医学领域的科学研究和技术开发，积极推动科技创新的成果转化，加强国际合作来推动科技创新。

五、文化传承，社会责任

在体医深度融合的过程中，我们应当充分重视文化的传承。体育和医疗作为人类历史长河中的重要组成部分，拥有丰富的文化内涵和独特的价值观念。因此，我们应当积极传承和弘扬优秀的体育文化和医学文化，尊重和维护其独特性和多样性。

同时，我们还应当时刻关注社会责任的履行。在推动体育和医疗深度融合的过程中，我们要关注弱势群体的健康需求，保障他们的基本权益，为他们提供优质的医疗服务。此外，我们还要关注社会福利事业的发展，积极参与慈善公益活动，为社会的和谐稳定发展作出贡献。

注重文化传承和社会责任的履行，我们不仅可以促进社会和谐稳定发展，还可以提升我国体育事业在国际上的形象和声誉。作为一个负责任的大国，中国在体育领域的卓越表现一直备受国际社会的关注。因此，通过积极传承优秀体育和医学文化、关注社会责任的履行，我们能够进一步提升我国体育事业的国际地位和影响力。

第三节 机制与模式的选择与创新

一、我国体医深度融合的机制选择

(一)机制一：政策引导与推动

在推动体育与医学深度融合的过程中，政策的引导和推动是至关重要的。政府应该加强对体育与医学融合的重视和支持，制定出台一系列相关的政策措施，引导和推动两者的深度融合。政府可以出台具体的鼓励体育与医学行业合作的相关政策，提供一系列的政策扶持和优惠。如鼓励医疗机构与体育机构合作，共同开展健康管理和健身活动，促进医疗和体育的相互融合；搭建专门的合作平台，促进体育与医学的交流和合作；提供资金支持、税收优惠等政策，鼓励企业加大对体育与医学深度融合的投入和创新，推动体育与医学行业的共同发展。这些政策措施可以为体育与医学的深度融合提供有力支撑，促进体育与医学的相互发展和融合。

在实施这些政策的过程中，政府还要重视加强对政策执行情况的监督和评估，确保政策的有效性和实施效果。同时，政府还应该积极听取各方面的意见和建议，不断完善与优化政策措施，以更好地推动体育与医学的深度融合和发展。

(二)机制二：机构合作与交流

机构合作与交流是推动体育与医学深度融合的重要机制。通过建立合作机制，医疗机构和体育机构可以开展跨领域的合作与交流，共同研究和探索体育与医学的融合方式和发展方向。

一方面，医疗机构和体育机构可以开展技术合作。医疗机构拥有丰富的医疗资源和先进的医疗技术，而体育机构则拥有专业的体育人才和健身方法。通过技术合作，两者可以相互学习和借鉴，将医疗和体育的优势结合起来，提供更加全面、科学的健康管理和健身服务。例如，医疗机构可以引入专业的体育教练和健身指导师，为患者提供个性化的健身计划和运动处方；体育机构可以与医疗机构合作，开展运动康复、健身指导等活动，提高人们的运动效果和健康水平。

另一方面，医疗机构和体育机构还可以开展管理和业务方面的合作与交流。通过共同探讨和研究，两者可以相互学习和借鉴管理经验和业务经验，提高服务质量和效率。例如，医疗机构可以学习体育机构在组织管理和活动策划等方面的经验，从而更好地组织和管理医疗活动；体育机构可以学习医疗机构的健康管理和疾病预防等方面的知识，从而更好地为受众提供健康服务和指导。

此外，机构合作与交流还可以促进人才培养和创新发展。通过合作与交流，医疗机构和体育机构可以共同培养具备体育和医学知识的复合型人才，提高人才的专业素养和服务能力。同时，机构合作还可以促进科技创新和成果转化，推动体育与医学行业的创新发展。

（三）机制三：人才培养与科研创新

人才培养与科研创新是推动体育与医学深度融合的重要机制。加强人才培养和科研创新，能够培养更多具备体育和医学知识的复合型人才，提高我国体育与医学领域的研究水平和国际竞争力。

在人才培养方面，可以多方面选取培养途径。第一，高校可以设立体育医学专业或者在医学专业中增加体育学课程，培养具备体育和医学知识的复合型人才。这样能够让更多的学生接触到体育与医学的交叉领域，培养出更多具备相关知识和技能的人才。第二，医疗机构和体育机构可以加强人才交流和合作，让医护人员和体育教练互相学习和借鉴各自领域的经验与知识。这种人才交流和合作能够促进不同领域之间的融合和理解，提高相关从业人员的专业素养和能力。第三，政府和企业也可以提供培训和支持，帮助现有从业人员提升体育和医学融合方面的专业素养和能力。这种培训和支持能够为现有从业人员提供更多的机会和资源，帮助他们更好地适应体育与医学深度融合的趋势。

在科研创新方面，可以加强与国际知名体育和医学研究机构的合作，共同开展科学研究和技术开发。通过共享科技创新的成果，提高我国体育与医学领域的研究水平，推动科技创新和成果转化。这种合作能够引入更多的资源和经验，为我国的体育与医学研究提供更多的支持和帮助。此外，我们还可以设立专项基金，鼓励科研人员围绕体育与医学的融合开展深入研究，促进科技创新和发展。这种基金能够为科研人员提供更多的支持，鼓励他们开展更加深入的研究，推动体育与医学的深度融合和发展。

通过人才培养与科研创新的协同发展，我们可以培养更多的高素质人才，提高我国体育与医学领域的研究水平和国际竞争力。同时，我们还可以为我国体育事业的发展提供强有力的支撑。这种支撑能够为我国的体育事业注入更多的活力和动力，推动其更好地发展壮大。

（四）机制四：健康数据共享与应用

健康数据共享与应用是推动体育与医学深度融合的重要机制。随着人们健康意识的提高和医疗技术的不断发展，健康数据已经成为体育与医学领域的重要资源。通过健康数据共享和应用，我们可以更好地了解和掌握人们的健康状况和运动需求，提供更加精准、个性化的健康管理和健身服务。

在健康数据共享方面，医疗机构和体育机构之间可以加强合作，共同建立健康数据平台，实现数据的共享。同时，健康数据的共享还可以促进体育与医学领域的研究和创新，发现新的治疗方法和运动方式，推动体育与医学的深度融合和发展。

在健康数据应用方面，医疗机构和体育机构可以结合自身的特点和需求，对健康数据进行挖掘和分析，从而提供更加精准、个性化的服务。例如，医疗机构可以通过分析患者的健康数据，为其提供更加个性化的健身计划和运动处方；体育机构可以通过分析用户的运动数据，为其提供更具针对性的健身指导和健康管理服务。此外，健康数据还可以用于评估运动效果和健康水平，为改进健身指导和健康管理服务提供依据和支持。

二、我国体医深度融合的模式选择

（一）模式一：社区健康中心模式

社区健康中心模式是一种以社区为基础，整合医疗和体育资源的综合健康管理模式。在这种模式下，社区健康中心可以提供全面的健康管理和健身服务，包括健康筛查、健身指导、康复训练、营养咨询等。这些服务不但涵盖了身体和心理的各个方面，而且将医疗和健身结合在一起，形成了一个综合性的健康管理体系。

通过与医疗机构和体育机构合作，社区健康中心可以更好地满足社区居民的健康需求。这种合作模式不但可以提供更加个性化和精准的健康管理和健身服务，还可以提高服务质量和效率。例如，社区健康中心可以与医疗机构合作，为居民提供更加准确和及时的健康筛查服务，以及为需要康复训练的居民提供更加专业的指导和训练。同时，社区健康中心还可以与体育机构合作，为居民提供更加科学和有效的健身指导服务，以及为需要增强身体素质的居民提供更加专业的训练和营养咨询。

社区健康中心模式是一种非常有前途的健康管理模式。通过整合医疗和体育资源，社区健康中心可以更好地满足社区居民的健康需求，提供更加个性化和精准的健康管理和健身服务。同时，这种模式还可以提高服务质量和效率，为居民带来更多的健康收益。

（二）模式二：机构合作模式

机构合作模式是一种通过医疗机构和体育机构之间的合作，共同提供健康管理和健身服务的模式。在这种模式下，医疗机构和体育机构之间可以互相合作，共享资源，提供更加全面和个性化的健康管理和健身服务。例如，医疗机构可以为体育机构提供专业的健康筛查和康复训练服务，使人们更好地适应运动训练；体育机构可以为医疗机构提供专业的健身指导和运动处方服务，使人们更好地进行康复训练和预防疾病。机构合作模式的优点在于充分发挥医疗机构和体育机构的专业优势，提高服务质量和效率。同时，这种模式还可以促进医学和体育领域的研究和创新，推动体育与医学的深度融合和发展。

在实施机构合作模式时，需要注意几个方面：（1）建立合作机制。医疗机构和体育机构需要建立长期、稳定、互利的合作机制，明确双方的职责和权益，确保合作的顺利开展。（2）共享资源。医疗机构和体育机构需要共享资源，包括设备、场地、人员等，提高资源的利用效率，实现资源利用最大化。（3）提供个性化服务。医疗机构和体育机构需要根据具体情况和运动需求，提供个性化的健康管理和健身服务，提高服务质量和满意度。（4）加强人才交流。医疗机构和体育机构需要加强人才交流与合作，共同培养高素质的复合型人才，提高服务质量和效率。

通过医疗机构和体育机构的合作，我们可以更好地满足患者的健康需求，提供更加全面和个性化的健康管理和健身服务。

（三）模式三：互联网+健康模式

互联网+健康模式是一种创新型应用，它巧妙地结合了互联网技术与健康管理服务，使人们能够以更加高效、便捷、个性化的方式管理和改善自己的健康。这种模式不仅打破了时间和空间的限制，还通过数据分析和挖掘，为每位用户提供精准且个性化的健康管理和健身服务。

在这种模式下，互联网平台化身为用户的私人医生，提供全方位的健康服务。无论是身体状况的监测、运动健身的指导，还是营养饮食的建议，用户都能在互联网平台上得到专业的服务和支持。这种服务方式使得人们能更加便捷地获取健康信息，不再受限于地理位置或时间安排。

互联网+健康模式的实施，需要注意几个方面：（1）需要建立一个稳定、安全、易用的互联网平台，这需要投入大量的人力和物力资源。（2）用户数据的保护和隐私安全问题不容忽视。必须采取有效的措施，确保用户信息的安全性和保密性。（3）需要不断提高服务质量和效率，以满足用户的不同需求。用户的反馈和建议是改进和优化服务的宝贵资源，因此需要积极收集并认真对待这些反馈。

互联网+健康模式可以更好地满足现代人对健康的需求，这种模式不仅提供了高效、便捷、个性化的健康管理和健身服务，还推动了医学和体育领域的研究和创新。它有助于发现新的治疗方法和运动方式，进一步推动体育与医学的深度融合和发展。这种模式的发展和应用，无疑将为我们带来更多的生活便利和健康福祉。

（四）模式四：健康科技应用模式

健康科技应用模式是一种利用科技手段对健康管理进行优化的创新模式。它可以实现健康数据的实时监测、分析和应用，为健康管理和健身服务提供更加科学、精准和有效的支持。同时，还可以促进医学和体育领域的研究和创新，推动体育与医学的深度融合和发展。

一方面，利用人工智能和大数据技术，可以对海量的健康数据进行深度挖掘和分析。这使得健康管理更加个性化，可以根据每个人的身体状况、健康需求和健身目标，提供精准推荐和定制化的健康管理和健身服务。例如，通过对个人健康数据的分析，可以制定出个性化的饮食计划、运动计划和康复计划等，提高健康管理的针对性和效果。另一方面，利用物联网技术，可以实现健康数据的实时监测和共享。这使得健康管理更加及时和有效，可以随时掌握个人的健康状况，及时发现和解决潜在的健康问题。同时，物联网技术还可以实现健身设备的远程监控和管理，方便用户随时随地享受健身服务。

通过健康科技应用模式，不仅可以提高健康管理和健身服务的质量和效率，还可以促进医学和体育领域的研究和创新。例如，利用这种模式可以开发出更加智能和高效的健康监测设备、健身设备和康复设备等，为人们的健康管理和健身服务提供更多的选择和便利。健康科技应用模式还可以推动体育与医学的深度融合和发展。体育和医学的结合可以为人们的健康管理和健身服务提供更加全面和专业的支持。例如，医生可以根据患者的身体状况和健康需求，为其制定出更加精准的健身计划和运动方案；而健身教练则可以根据个人的健身目标和身体状况，为其提供更加科学和有效的健身指导和训练计划。

三、我国体医深度融合的创新

（一）科技创新驱动

随着科技的飞速发展，我国体医深度融合得到了越来越多的技术支持和创新驱动。其中，智能化、大数据和人工智能等新技术的广泛应用，使得体育和医疗的结合更加紧密，为二者的深度融合提供了更多的可能性。这些新技术的应用可以更好地监测人们的身体状态、分析运动表现、预测运动风险等。

智能化技术的应用使得体育和医疗的结合更加紧密。通过智能化的监测设备，可以实时监测心率、血压、呼吸等生理指标，以及运动强度、运动量、运动时间等运动数据。这些数据通过人工智能算法进行处理和分析，可以更加准确地评估身体状态和运动表现，从而提供更加科学和精准的训练计划。

大数据技术的应用为体育和医疗的深度融合提供了更多的可能性。通过大数据分析，可以对大量数据进行处理和分析，挖掘身体状态和运动表现的变化趋势和规律，预测可能出现的伤病和风险。

智能化、大数据和人工智能等新技术的应用，为我国体医深度融合提供了更多的技术支持和创新驱动，为推动我国体育事业的发展和全民健康水平的提高作出了积极的贡献。

（二）跨领域合作创新

跨领域合作创新是我国体医深度融合的重要方向之一。在体育和医疗的结合过程中，需要不同领域之间的合作和创新，包括医学、体育学、生物学、心理学等。通过跨领域合作，可以共享资源和信息，促进学科交叉和融合，推动体育和医疗的深度融合和发展。

例如，医学和体育学的结合，可以开发出更加科学和有效的运动康复方案，为运动员和普通人群提供更好的健康管理和健身服务。生物学和体育学的结合，可以深入探讨身体机能和运动表现的关系，为运动训练和健身指导提供更加科学的依据。心理学和体育学的结合，可以更好地了解运动对心理健康的影响，为人们提供更加全面和个性化的健康管理和健身服务。

跨领域合作创新需要各方的积极参与和支持，包括政府部门、科研机构、医疗机构、体育机构、企业等。通过建立合作机制和平台，可以促进多学科交叉和融合，推动我国体医深度融合的发展。只有加强合作和创新，才能更好地满足人们对健康管理和健身服务的需求，推动我国体育事业的发展和全民健康水平的提高。

（三）社会参与创新

社会参与创新是我国体医深度融合的另一个重要创新方向。随着社会的发展和人们对健康管理的重视，越来越多的社会力量开始参与到体育和医疗的深度融合中。其中，社会组织、企业和个人等都是重要的参与力量。

社会组织在体育和医疗的深度融合中发挥着重要的作用。例如，体育俱乐部、健身机构、康复中心等社会组织可以提供各种形式的健康管理和健身服务，满足人们的不同需求。同时，这些社会组织还可以通过合作和创新，开发出更加科学和有效的健康管理和健身服务，推动我国体育事业的发展和全民健康水平的提高。

企业是我国体医深度融合的重要参与力量。随着市场竞争的加剧和企业对员工健康的关注，越来越多的企业开始重视员工的健康管理和健身服务。这些企业可以通过提供健康保险、健身设备、健康咨询等服务，提高员工的健康水平和生活质量。同时，企业还可以通过与医疗机构和体育机构合作，开发出更加科学和有效的健康管理和健身服务，提高员工的工作效率和企业的竞争力。

个人也是我国体医深度融合的重要参与力量。每个人都可以通过自我管理和健身锻炼来提高自己的健康水平和生活质量。同时，个人还可以通过参与社会组织和企业提供的健康管理和健身服务，更好地管理自己的健康和身体状态。

只有加强社会力量的参与和创新，才能更好地满足人们对健康管理和健身服务的需求，推动我国体育事业的发展和全民健康水平的提高。

（四）政策创新引领

政策创新引领能够推动体育和医学领域的深度合作，促进全民健康水平的提高。政府部门在政策创新引领中扮演着重要的角色，可以通过制定相关政策和法规，为体育和医疗的深度融合提供更多的支持和保障。例如，制定体育和医疗融合的相关规划和管理办法，明确各方的职责和权益，规范市场秩序和管理流程。此外，政府部门还可以通过资金投入和税收优惠等政策手段，鼓励企业和个人参与体育和医疗的深度融合，推动体育和医学的创新和发展。

除了政府部门外，政策创新引领还需要科研机构、医疗机构、体育机构、企业和社会组织等各方的积极参与和支持。例如，科研机构可以通过研究体育和医疗的融合技术和理论，为实践提供科学依据和支持；医疗机构可以为体育和医疗的深度融合提供专业的医学知识和技术支持；体育机构则可以为体育和医疗的深度融合提供专业的体育知识和技术支持；企业可以发挥其在市场上的优势，为体育和医疗的深度融合提供资金和物资支持；社会组织则可以发挥其社会影响力，为体育和医疗的深度融合提供宣传和支持。

在政策创新引领下，各方可以建立合作机制和平台，促进各方的合作和创新。例如，可以建立体育和医疗领域的合作机制，推动科研机构、医疗机构、体育机构之间的合作和创新。此外，还可以通过举办体育和医疗融合的论坛和活动，促进不同领域之间的交流和合作。这些合作机制和平台的建立，可以促进各方的优势互补，推动体育和医学的创新和发展。

政策创新引领是我国体医深度融合的重要保障，需要政府部门的支持和社会各方的积极参与和支持。只有通过政策创新引领，才能更好地推动我国体医深度融合的发展，为推动我国体育事业的发展和全民健康水平的提高作出积极的贡献。

第五章　我国体医深度融合协同发展路径探讨

体医深度融合作为加快推进"健康中国"建设的重要抓手，其具有重要的理论价值和现实意义。但由于该理念横跨医学与体育两大领域，在推进体医深度融合过程中需要解决顶层设计、制度建设、资金安排、运行机制和保障体系等诸多方面的问题。

第一节　顶层设计

一、明确顶层设计的重要性

在推动我国体育和医学深度融合协同发展的过程中，顶层设计至关重要。顶层设计是指从全局的角度出发，对整个系统进行全面的规划和设计，以确保系统各部分相互协调、相互支持，实现整体最优的目标。

首先，需要明确体医深度融合的目标和方向。这需要对体育和医学领域的现状进行深入的分析和研究，了解双方的发展趋势和未来走向。通过找出双方的共同点和差异点，更好地理解两个领域的交汇点和互补性，以此为基础确定融合的方向和目标。同时，还需要对融合过程中可能出现的风险和挑战进行充分的预估，制定相应的应对策略，以确保融合过程的顺利进行。

其次，体医深度融合需要协调好各方利益关系。由于涉及多个领域、多个部门和多个层次的利益关系，需要在顶层设计阶段就充分考虑各方的利益诉求。通过利益共享、责任共担的方式，协调好各方关系，确保融合过程的顺利进行。同时要与各利益相关方进行充分的沟通和协商，了解需求，寻找共同的利益点，以实现共赢。

最后，具体实施方案和行动计划的支持是实现顶层设计目标的关键环节。在顶层设计阶段，需要对融合过程的各个环节进行详细的规划和设计，包括资金投入、人员配备、时间安排等方面。同时，还需要根据实际情况不断调整和完善实施方案和行动计划，以适应不断变化的市场和社会环境。

顶层设计是推动我国体育和医学深度融合协同发展的关键。只有从全局的角度出发，对整个系统进行全面的规划和设计，才能确保融合过程的顺利进行，实现体育和医学的深度融合和协同发展。

二、制定整体发展规划

在体医深度融合的过程中，需要制定整体发展规划，从宏观上把握体医深度融合的总体方向，发挥政府在推进体医深度融合中的主导作用，根据不同地区、不同人群的健康需求，合理安排体医深度融合的重点领域和方向。在具体实践中，需要从以下几个方面入手。

一是明确体医深度融合发展规划制定的原则，这一原则需要体现政府主导的决策理念，确保规划的合理性和有效性。在此过程中，需要充分考虑不同地区、不同人群的健康需求，以制定出符合实际情况的体医深度融合发展规划。例如，在农村地区，由于大部分农民缺乏专业的健康体检和预防保健服务，可以将健康体检作为体医深度融合发展的重点内容，增强农民的健康意识和健康水平。在城市地区，由于生活节奏快、工作压力大，人们往往缺乏足够的体育锻炼，可以将体育锻炼作为体医深度融合发展的重点内容，促进城市居民的身体健康。城市地区由于老年人、慢性病患者等群体的数量较多，可以将运动干预作为重点内容，提供有针对性的健康管理和运动干预服务，以改善这些群体的健康状况和生活质量。通过明确不同地区和不同人群的健康需求，可以制定出更加科学、合理、有效的体医深度融合发展规划，以满足不同人群的健康需求。同时，还需要不断加强体医深度融合发展的监督和评估工作，确保规划的实施能够达到预期的效果。

二是明确体医深度融合发展的重点领域，以推动体育和医学的深度融合和协同发展。这些重点领域需要涵盖体育和医学的各个方面，包括体育健身、健康管理、康复医疗、运动医学、体育科技等。在每个领域中，需要进一步明确发展的具体方向和目标。例如，在体育健身领域，可以推动全民健身与健康管理相结合，推广科学健身的理念和方法，增强人民群众的健身意识和能力。在健康管理领域，可以加强健康体检和健康指导工作，提高健康管理的科学性和有效性。在康复医疗领域，可以推动运动康复的发展，提高康复医疗的水平和服务质量。在运动医学领域，可以加强运动损伤的预防和治疗，提高运动医学的专业水平。在体育科技领域，可以推动体育科技的研发和应用，提高体育产业的科技水平和竞争力。明确体医深度融合发展的重点领域和具体方向，可以更好地把握体育和医学的发展趋势和未来走向，推动两者的深度融合和协同发展。

三是完善体医深度融合发展的政策法规体系，为体医深度融合的顺利推进提供有力的政策保障。政策法规体系需要包括几个方面：政策支持、法规保障、资金投入、人才培养等。在政策支持方面，可以出台一系列鼓励和支持体医深度融合发展的政策措施，如提供财政资金支持、减免税收等。在法规保障方面，可以制定和完善体育和医学的相关法律法规，明确各方职责和权益，为体医深度融合提供法治保障。在资金投入方面，可以设立专项资金或引导社会资本投入，为体医深度融合提供资金支持。在人才培养方面，可以加强体育和医学领域的人才培养和引进，提高人才的专业素质和服务能力。完善政策法规体系，可以为体医深度融合提供全方位的支持和保障，推动体育和医学的深度融合和协同发展。

体医深度融合是一项重要的健康工程，需要政府和社会各界共同努力。通过制定整体发展规划、加强人才队伍建设、加大宣传力度等措施，可以更好地推动体医深度融合的发展，为人民群众提供更好的健康保障和服务。

三、加强组织领导与协调

在推动体医深度融合的过程中，需要加强组织领导与协调，确保各方协同工作顺利进行。

（一）建立健全组织领导机制

从国家层面来说，需要加强顶层设计，将"体医融合"纳入全民健康体系建设和国家卫生城市、健康城市评价指标，建立"体医融合"工作协调机制。构建国家、省、市、县四级"体医融合"工作网络，明确责任分工，建立激励和考核机制。推动公共卫生与健康事业管理机构和相关职能部门密切配合，定期召开"体医融合"工作会议，统筹研究"体医融合"工作，加强政策研究，形成科学合理的政策体系。从省级层面来说，建立由省卫健委牵头、省体育局等有关部门参加的体医深度融合工作机制，指导各地"体医融合"工作开展，加强对县（区）和基层医疗卫生机构的业务指导。每年至少举办一次"体医融合"培训班，培养一批专业化的"体医融合"人才队伍，将"体医融合"纳入基层卫生人才考核评价体系。

（二）加强跨部门协调合作

体育和卫生部门作为推动体医深度融合的重要力量，需要加强彼此之间的沟通和协调，共同解决融合过程中遇到的问题和困难。这两个部门在各自的领域内积累了丰富的经验和资源，具有强大的专业优势和影响力。加强跨部门的协调合作，可以更好地整合各方面的资源，形成合力，共同推动体医深度融合的发展。在协调合作方面，体育和卫生部门可以定期召开联席会议，共同商讨融合工作的进展情况、存在的问题以及下一步的工作计划。同时，还可以设立联合工作小组，成员由两个部门的业务骨干组成，负责具体推进融合工作，包括制定政策、组织活动、落实措施等。此外，还可以通过建立信息共享平台、完善数据统计和监测机制等方式，加强信息沟通和数据共享，及时掌握融合工作的进展情况，为决策提供科学依据。除了体育和卫生部门之间的协调合作外，还需要教育、科技、财政等其他相关部门加强协调合作。教育部门可以参与到体医深度融合的教育培训中来，为融合工作提供人才保障；科技部门可以加强对体医深度融合的技术支持和创新引领；财政部门可以为融合工作提供必要的经费保障和支持。各部门的通力合作和共同努力，一定能够推动体医深度融合工作取得更加显著的成效。

（三）发挥行业协会和中介组织的作用

行业协会和中介组织作为政府与市场之间的桥梁和纽带，凭借其专业性、中立性和行业号召力等优势，可以为政府制定政策提供重要的咨询和建议。例如，它们可以帮助政府制定更加科学、合理的体育和医疗产业发展规划，为相关产业的发展提供更加明确的方向和目标。同时，它们也可以利用其中立性和行业号召力，为政府和企业搭建沟通平台，促进双方的合作和交流。

除了为政府制定政策提供咨询和建议外，行业协会和中介组织还可以为企业和市场提供各种服务和支持。例如，它们可以为企业提供市场调研、技术咨询、业务培训等服务，帮助企业更好地适应市场变化和发展需求。同时，它们也可以为市场提供信息发布、行业分析、风险评估等服务，帮助投资者更好地了解市场动态和风险情况。

为了充分发挥行业协会和中介组织的作用，需要加强与它们的沟通和合作。一方面，政府需要积极倾听行业协会和中介组织的意见和建议，尊重它们的专业性和中立性，为它们提供更加广阔的发展空间和支持。另一方面，企业也需要积极参与行业协会和中介组织的活动，与它们建立紧密的合作关系，共同推动体育和医疗行业的深度融合和发展。

（四）建立社会参与机制

体医深度融合作为一项涉及全民健康的重大工程，其成功不仅需要政府的推动和相关部门的合作，更需要广泛的社会参与和支持。因此，需要建立一套完善的社会参与机制，以鼓励社会各界力量积极参与体医深度融合的规划和实施过程。

在这个过程中，可以采取多种方式广泛征求各方的意见和建议，提高决策的科学性和民主性。例如，可以组织专家论坛，邀请医疗专家、体育专家、政府代表、企业代表和公众代表共同参与讨论和制定体医深度融合的规划和实施方案。这不仅可以确保该方案符合社会各界的期望和需求，还可以提高其可行性和可接受性。

此外，建立社会参与机制还有助于促进体医深度融合工作的公开透明，让公众更加了解体医深度融合工作的进展和成效。公众的参与和监督，可以增强公众对体医深度融合的信任和支持。这不仅有助于提高体医深度融合工作的质量和效果，还可以促进全民健康事业的发展和进步。同时，社会参与机制还可以及时发现和解决体医深度融合工作中存在的问题和困难。通过与各方的沟通和合作，可以共同探讨解决问题的方法和途径，共同推动体医深度融合工作的顺利开展，更好地实现全民健康的伟大目标。

四、加大政府投入与支持力度

近年来，我国政府对"体医融合"的投入持续增加，以满足"体医融合"发展的需要。我国政府已在医疗、公共卫生和体育三个领域明确了相关部门在"体医融合"发展中的职责，并在相关政策文件中不断强化政府的职责。中央、地方政府还成立了"体医融合"专家委员会，开展"体医融合"发展研究。

（一）政府投入方面

政府应加大对"体医融合"的资金投入力度，确保有足够的资金来支持这一领域的深度发展。这不仅需要将"体医融合"的发展纳入政府预算，还需要设立专项基金，为"体医融合"机构提供必要的补助和奖励。这些基金可以用于支持机构的日常运营、研发创新、人才培训等方面。

为了确保资金的有效利用，政府应制定相应的政策和计划来管理与监督这些资金的使用情况。政府应设立专门的部门来负责"体医融合"资金的管理和分配，确保这些资金能够真正用于支持"体医融合"的发展。同时，政府还应建立一套完善的监督机制，对资金的使用情况进行定期评估和审计，确保资金使用的透明度和公正性。

加大对"体医融合"的资金投入力度，不仅可以促进这一领域的发展，还可以带来多方面的好处。首先，"体医融合"的发展可以提高人们的健康水平和生活质量，减少医疗负担和健康风险。其次，"体医融合"的发展可以促进体育和医学的深度融合，推动相关产业的发展和创新，为社会带来更多的就业机会和经济效益。最后，"体医融合"的发展可以提高国家的整体健康水平和社会文明程度，为社会的稳定和发展作出贡献。

因此，加大对"体医融合"的资金投入力度是非常必要和紧迫的任务。政府应积极采取措施，通过多种渠道筹措资金，确保这些资金能够真正用于支持"体医融合"的发展。同时，政府还应制定相应的政策和计划来管理和监督这些资金的使用情况，确保资金使用的透明度和公正性。只有这样，才能真正推动"体医融合"的发展，为社会的稳定和发展作出贡献。

（二）政府资金支持方面

在政府资金支持方面，除了直接投入资金，还可以采取其他方式来支持"体医融合"的发展。

一是设立"体医融合"发展专项基金，由政府主导，吸引社会资本参与。政府可以制定相应的政策和计划，引导社会资本流向"体医融合"领域，促进该领域的创新和发展。同时，政府还可以通过基金支持相关机构和企业的发展，鼓励它们积极参与"体医融合"的规划和实施过程。

二是提供税收优惠和减免政策。政府可以通过对"体医融合"机构和企业给予税收优惠和减免政策，降低它们的运营成本和市场风险，提高它们的竞争力和市场占有率。同时，这些政策也可以吸引更多的社会资本进入"体医融合"领域，促进该领域的快速发展。

三是通过购买服务等方式支持"体医融合"的发展。政府可以向"体医融合"机构购买相关的服务，如健康咨询、运动康复、医疗保健等，满足公众对健康服务的需求。同时，政府还可以通过补贴等方式鼓励企业和个人参与"体医融合"的活动，提高全民的体育素质和健康水平。

（三）宣传和传播方面

在宣传和传播方面，政府也需要加大资金投入，保证通过多种渠道来宣传"体医融合"的重要性和优势，提高公众对"体医融合"的认知度和接受度。

一是在政府网站、社交媒体等平台上发布相关的政策和计划，向公众介绍"体医融合"的发展情况和成果。这些平台可以向公众传递政府对"体医融合"的支持和鼓励，增强公众对"体医融合"的信任和支持。

二是通过举办各种"体医融合"的宣传活动、展览、论坛等，向公众介绍"体医融合"的重要性和优势。这些活动可以吸引更多的公众参与"体医融合"的活动，提高公众对"体医融合"的认知度和接受度。

三是发挥大众媒体和网络新媒体传播优势。充分利用电视、广播、报纸、杂志等传统媒体和互联网新媒体以及自媒体平台等载体，加大宣传力度，提高社会对"体医融合"发展的认知度和接受度。

四是鼓励和支持企业、社会组织和个人参与"体医融合"的宣传和推广活动。政府可以通过奖励、补贴等方式鼓励企业和个人参与"体医融合"的宣传和推广活动，提高公众对"体医融合"的认知度和接受度。

通过以上措施，政府可以加强"体医融合"的宣传和推广工作，提高公众对"体医融合"的认知度和接受度，为"体医融合"的发展提供更多的支持和帮助。同时，政府还应不断更新宣传内容和方式，确保宣传效果的有效性和可持续性。

五、加强国际合作与交流

（一）参加国际会议和论坛

我国应积极组织各领域专家，组成代表团参加国际上关于"体医融合"的会议和论坛。这些会议和论坛聚集了来自世界各地的政府代表、专家、学者和企业代表，是宝贵的交流与合作平台。在这些活动中，代表团的专家可以与其他国家和地区的代表进行深入的交流和合作，分享关于"体医融合"方面的经验和成果，同时也可以了解"体医融合"最新的发展趋势和动态。

通过参与这些会议和论坛，我国可以学习其他国家和地区的先进经验，并借鉴其成功的实践模式。此外，我国还可以建立与其他国家和地区的合作关系，共同开展研究项目，推广"体医融合"的理念和实践。

（二）建立国际合作机制

我国可以与相关国家建立"体医融合"领域的双边或多边合作机制，共同开展研究、培训、交流等活动，推动"体医融合"的国际合作与发展。通过这种合作机制，各国可以共同开展研究，分享最新的研究成果和技术，推动"体医融合"领域的科技创新和发展。此外，这种合作机制还可以提供培训机会，让各国的专业人员互相学习和交流，提高"体医融合"领域的专业水平和服务质量。在交流方面，这种合作机制有助于促进各国间的信息共享和文化交流，加强相互理解和友谊，为各国之间的体育和医疗产业提供合作机会，促进经济发展和社会繁荣。

建立"体医融合"领域的双边或多边合作机制，可以促进各国之间的合作和发展，推动"体医融合"领域的科技创新、专业发展和文化交流，为人类健康事业的发展作出积极的贡献。

（三）引入国际先进理念和经验

我国可以引入国际上关于"体医融合"的先进理念和经验，结合本国实际情况加以吸收和运用，提高本国"体医融合"的发展水平。

德国"体医融合"发展模式有社区嵌入型、项目型、整合型、医保型四类[①]；美国则是将"体医融合"的模式分为政府部门主导全局型、多职能部门交叉融合型、非营利组织强有力支持型[②]。这些成熟的理念和成功的实践经验可以为我国"体医融合"的发展提供重要的参考和启示。

例如，德国的社区嵌入型模式是以基层单位的医疗卫生保健为基础推动一体化。我国可以参考其成功的实践经验，在城市社区建设"体医融合"的基层机构，为居民提供便捷的体育和医疗服务。对于美国的政府部门主导全局型模式，我们可以借鉴其政府在政策制定、资金投入、监督评估等方面的经验。同时，也可以学习其他国家和地区的成功实践模式，如芬兰的公共体育服务体系、澳大利亚的体育和医疗保险结合模式等。

引入国际先进理念和经验，可以缩短我国在"体医融合"领域的发展进程，更快地实现"体医融合"的普及和提高。同时，也可以促进我国与世界各国的交流与合作，共同推动"体医融合"事业的发展。

① 刘晴,王世强,黄晶,等.德国"体医融合"服务模式及对我国的启示[J].中国慢性病预防与控制,2021,29(7):539-543.

② 冯振伟,张瑞林,韩磊磊."体医融合"协同治理:美国经验及其启示[J].武汉体育学院学报,2018,52(5):16-22.

（四）吸引国际人才和团队

我国可以采取各种措施，包括制定相应的政策和计划，以吸引国际上优秀的"体医融合"人才和团队来我国工作。这些政策和计划可以包括提供良好的工作环境、优厚的待遇和福利，以及为"体医融合"科研和实践提供必要的资金支持。通过这些措施，可以有效地提高我国的"体医融合"科研和实践水平，从而更好地满足人民群众的健康需求。此外，还可以通过与国际组织和科研机构建立合作关系，共同引进和培养优秀的"体医融合"人才。例如，可以与国际体育科研机构合作，共同开展"体医融合"科研项目，提供培训和交流机会，以提高我国"体医融合"科研人员的水平和素质。

第二节　制度建设

一、完善政策法规体系

体医深度融合是推动"健康中国"战略落地的重要举措，是深化医改的重要内容，是推进全民健身、建设体育强国的重要抓手，其内涵涉及部门多、内容多，涉及法律法规多。推进体医深度融合首先要明确部门责任和分工，同时也要完善相关法律法规体系，要加快制定相关法律法规和管理办法，使体医深度融合的工作有章可循。

（一）完善"体医融合"政策法规体系建设

完善"体医融合"政策法规体系建设至关重要。相关部门在制定政策法规时，必须明确体医深度融合的具体内容和责任分工，以确保政策的实施和推进。此外，制定相关法规可以规范"体医融合"

的行为，确保其合法性和合规性，保护消费者的权益，并促进"体医融合"行业的健康发展。在政策法规的制定过程中，应充分考虑各种因素，如体育和医疗行业的特点、市场需求、公众需求等，以确保政策的全面性和可操作性。同时，政策的实施也需要监督和评估，以确保其有效性和可持续性。

（二）加大"体医融合"政策法规执行力度

加大"体医融合"政策法规执行力度是实现体医深度融合的关键。如果政策法规得不到有效执行，那么再好的政策也难以发挥其应有的作用。在实践中，应采取多种措施来加大政策法规的执行力度。首先，应加强相关部门的协调配合，形成合力推动体医深度融合。例如，体育和卫生部门可以建立联席会议制度，共同研究解决体医深度融合中的重大问题。其次，应加强政策法规的宣传和培训，增强相关人员的法治意识和能力。例如，可以组织开展"体医融合"政策法规的培训班、研讨会等活动，让更多的人了解并掌握相关的知识和技能。最后，应加强监督和评估，确保政策法规的有效执行。例如，可以组织开展"体医融合"政策法规的执法检查、绩效评估等活动，及时发现并解决问题，确保政策法规的有效执行。

（三）推进制定体医深度融合管理办法

各部门在制定有关政策法规时，应当明确并详细阐述相关内容，以确保相关管理办法能够有效执行。此外，为了确保政策法规的顺利实施，各部门还需要进一步完善相关管理制度，为推进体医深度融合提供坚实的保障。这些管理办法应包括明确的目标、具体的实施步骤和可衡量的指标，以确保政策法规的执行效果。同时，完善的管理制度应该包括监督机制、问责机制和反馈机制，以确保政策的实施过程和结果符合预期目标。通过这些措施，为推进体医深度融合提供有力的支持，促进体育和医疗行业的深度融合，提高人民群众的健康水平和生活质量。

二、制定行业标准与规范

制定行业标准与规范是推进体医深度融合的重要环节。在"体医融合"领域，由于缺乏统一的行业标准和规范，导致市场混乱、服务质量参差不齐，甚至存在一定的安全隐患。因此，制定行业标准与规范势在必行。

（一）建立"体医融合"服务标准

建立"体医融合"服务标准是保障服务质量的重要手段，也是规范服务流程、提高服务水平的关键措施。服务标准不仅需要包括服务内容、服务质量、服务流程、服务安全等方面，还应明确服务提供者的职责和要求，确保服务过程的有序性和规范性。在建立服务标准时，应广泛征求各方面的意见和建议，充分考虑市场需求和消费者需求，以确保服务标准的科学性和可操作性。同时，服务标准需要根据实际情况不断进行修订和完善，以适应市场和消费者的变化和需求。因此，建立"体医融合"服务标准是一项复杂而重要的工作，需要政府、行业协会、医疗机构、医生等多方面的合作和努力。

（二）制定"体医融合"行业规范

制定"体医融合"行业规范是维护市场秩序和公平竞争的重要手段。行业规范应包括市场准入、市场竞争、市场监管等方面，明确市场主体的权利和义务，规范市场行为，防止不正当竞争和违法行为的发生。为了确保行业规范的合理性和可操作性，在制定行业规范时，应充分考虑行业特点和实际情况，以及市场需求和行业发展趋势，广泛征求各方面的意见和建议。此外，还应建立完善的监督机制和评估机制，对行业规范实施情况进行监督和评估，及时发现问题并加以解决。通过制定"体医融合"行业规范，可以促进行业的健康发展，提高行业的整体水平和服务质量，为人民群众提供更好的健康服务。

（三）加强"体医融合"标准化建设

加强"体医融合"标准化建设是推进体医深度融合的重要保障，它不仅有助于促进体育和医疗行业的协调发展，提高服务质量和安全性，还可以为政策制定和执行提供有力的支持，推动体医深度融合的规范化、科学化和专业化。这些标准主要包括体育和医疗设施的标准化建设、从业人员资格认证、服务内容和流程的规范化等方面。

三、加强机构与人员的资质管理

（一）机构资质管理

从事体育和医疗相关业务的机构，应当具备相应的资质和条件。政府部门应当制定严格的审核标准，对申请从事体育和医疗业务的机构进行评估和审核，确保其具备相应的资质和条件。同时，政府部门还应当对已取得资质的机构进行定期检查和评估，确保其持续符合资质要求。

（二）人员资质管理

从事体育和医疗相关业务的人员，应当具备相应的专业知识和技能，这是能够胜任工作的基础。例如，在体育行业中，从业人员需要了解运动生理学、运动心理学、运动营养学等方面的知识，同时还需要具备优秀的教练技巧、团队管理和组织能力等技能。在医疗行业中，从业人员需要具备医学基础知识、诊断和治疗技能、良好的沟通能力、医患关系处理技巧等。

为了确保从业人员具备相应的专业知识和技能，政府部门应当加强对从业人员的管理和培训。这些培训可以包括定期的职业培训、技能提升课程和实践经验积累等。政府部门还应当对从业人员的资格认证进行严格的审核和管理，确保其资格认证的真实性和有效性。这包括对从业人员的学历背景、从业经历、专业知识和技能水平进行全面评估，以及对其资格认证的申请材料进行认真审核等。

此外，政府部门还应当加强对从业人员的监督和管理，确保他们遵守行业规范和法律法规。对于那些不具备相应专业知识和技能的从业人员，政府部门应当采取相应的措施，如限制其从业范围或者取消其从业资格等。这样，才能更好地保障广大人民群众的利益和安全。

（三）加强监管力度

政府部门应当加强对体育和医疗行业的监管力度，建立健全监管机制，对违法违规行为进行严厉打击和处罚。同时，政府部门还应当加强对机构和人员资质管理的监督和检查，采取科学、规范的管理措施，确保其管理工作的规范化和科学化。通过这些措施，可以提高公众对政府部门的信任度和满意度。

四、加大政策法规的宣传力度

（一）国家层面

为了推动"体医融合"的发展，国家层面需要制定相关的政策法规，以确保这一新兴领域得到规范和有序发展。政策法规不仅应包括对体育和医学结合的指导和规范，还需考虑如何确保政策法规的有效执行。在此基础上，为了使政策法规更好地落地，各级政府还需要进一步加大对政策法规的宣传力度。

为了使广大人民群众深入了解"体医融合"政策法规的内容和意义，相关部门可以通过各种渠道进行宣传，如通过媒体报道、举办讲座、发放宣传册等方式，使更多的人了解并认识到"体医融合"的重要性。此外，还可以通过开展健康讲座、体育活动等形式，让人们更加直观地感受到"体医融合"带来的益处，从而更积极地参与到"体医融合"事业中。

只有人民群众真正理解了"体医融合"政策法规，才能将政策法规落到实处。因此，加大对政策法规的宣传力度是非常必要的。通过广泛的宣传和教育，可以加深人们对"体医融合"的认识和理解，从而更好地推动"体医融合"事业的发展。同时，这也有助于增强人民群众的健康意识和自我保健能力，为建设"健康中国"作出更大的贡献。

（二）基层层面

基层层面应加大对"体医融合"相关政策法规的宣传力度，让更多人了解到"体医融合"的重要性及其带来的良好效果。通过各种媒体，如广播、电视、微信等，来扩大宣传范围和影响力。通过多元化的宣传手段，可以使更多人了解"体医融合"在提高医疗体系效率和质量方面发挥的作用，使更多人了解"体医融合"政策法规的重要性，并激发公众的参与热情。这将有助于提高医疗体系的整体效率和质量，为健康事业的发展作出更大的贡献。

（三）社区层面

为了提高社区居民对体育锻炼重要性的认识，让更多人了解相关政策法规，社区卫生服务中心需要加大宣传力度。在社区内广泛宣传《健康中国行动（2019—2030年）》和《国务院关于实施健康中国行动的意见》等文件精神，让居民了解国家对于人们健康的高度重视和建设"健康中国"的决心。

在日常工作中，社区卫生服务中心可以采取多种形式向居民宣传体育锻炼对健康及疾病预防等方面的重要性和意义。例如，利用宣传栏张贴海报，向居民介绍体育锻炼的好处和方法；利用电子显示屏滚动播放相关视频或图文信息；向居民发放宣传手册，让他们更加详细地了解体育锻炼的重要性和相关政策法规。

通过这些宣传方式，社区卫生服务中心可以不断提高居民对体育锻炼的认识和重视程度，引导他们积极参与体育锻炼，增强身体素质和健康水平。同时，也可以让居民更加了解相关政策法规，提高他们的法律意识和自我保护能力。

第三节　机制创新

一、推动体医深度融合的科技创新与应用

推动体医深度融合的科技创新与应用，是实现体育和医学深度融合的重要途径。

首先，要加强对体育和医学深度融合的科技研发和创新。通过引入先进的科技手段，如人工智能、大数据、生物技术等，可以不断提升体育和医学领域的科技水平，推动相关产业的创新发展。

其次，要推动体育和医学深度融合的科技成果转化和应用。将

研发出的新技术、新产品、新服务转化为具有实用价值的科技成果，是推动体医深度融合的关键环节。通过建立科技成果转化平台、加强产学研合作等方式，促进体育和医学领域科技成果的转化和应用。例如，将智能化的健身设备和医疗设备相结合，开发出更加智能化、个性化的健身和医疗解决方案；将运动康复技术应用于医疗领域，可以为患者提供更加全面、高效的康复治疗服务。

最后，要加强对体育和医学深度融合科技创新的投入和支持。政府、企业和社会各界应加大资金投入、政策扶持、人才培养等，为体育和医学深度融合的科技创新提供更多的支持和保障。例如，设立体育和医学深度融合的科技创新基金，鼓励企业和科研机构开展相关研究和开发；加强政策引导和支持，推动体育和医学深度融合相关产业的发展和壮大。

二、建立体医深度融合健康数据共享平台

建立体育和医学深度融合的健康数据共享平台，是推动体医深度融合发展的重要举措之一。通过这样的平台，可以将体育和医学领域的相关数据和信息进行整合和共享，促进不同领域之间的交流和合作，提高对健康数据的利用效率和管理水平。

（一）明确数据共享平台的建设目标

首先，我们需要明确平台的建设目标。这个平台旨在提高健康数据的利用效率，促进体育和医学领域的交流与合作，以及提高数据的安全性和隐私保护。为了实现这些目标，我们在建设过程中需要考虑实际情况和具体需求，并制定可行的建设方案和实施计划。

在提高健康数据的利用效率方面，确保平台能够有效地收集、存储和处理大量的健康数据。同时，采用先进的数据分析和机器学习技术，可以对数据进行深度挖掘和分析，从而为体育和医学领域

的专家提供准确、及时、有用的信息。

在促进体育和医学领域的交流与合作方面，平台需要提供方便快捷的交流工具和合作机制。通过这些工具和机制，不同领域的专家可以方便地进行在线交流、协作和分享经验。此外，平台还可以定期组织线上或线下的研讨会和讲座，以加强不同领域专家之间的互动和合作。

在提高数据的安全性和隐私保护方面，平台需要具备完善的数据加密和安全防护措施。这些措施可以保护用户数据的机密性和完整性，防止数据泄露和被滥用。同时，平台还需要建立严格的数据使用规范和管理制度，以确保用户数据被合法地使用和共享。

（二）整合不同领域的数据和信息

平台建设是一项重要的任务，需要整合不同领域的数据和信息。这些数据和信息包括体育健身、运动康复、医疗保健等方面的数据，涉及人们身心健康状况的各个方面。整合与分析这些数据，可以更好地了解人们的身心健康状况，为预防和治疗疾病提供更加精准的方案和支持。例如，通过分析运动健身数据，了解人们的运动习惯和身体状况，从而提供更加个性化的健身计划和建议。同时，通过数据共享可以促进不同领域之间的交流和合作，推动相关产业的发展和创新。例如，医生和健身教练可以共享数据，共同制定更加全面的健康计划，为人们提供更加全面的身心健康管理和服务。因此，平台建设对于促进人们的身心健康和相关产业的发展具有重要意义。

（三）加强平台的推广和应用

为了加强平台的推广和应用，我们需要采取多种策略。一方面，可以通过各种渠道，如社交媒体、广告、公关活动等，进行广泛的宣传和推广，以增加公众对平台的认知度和使用率。另一方面，还可以通过合作伙伴的帮助，推动平台在体育和医学产业中的应用和发展。这意味着可以通过平台提供个性化的健身计划、营养建议、医疗咨询等服务，以满足不同人群的需求，更好地实现体育和医学深度融合的目标。

第四节 保障体系

一、政策法规保障体系

促进体育和医学深度融合的政策法规保障体系是实现体医深度融合这一目标的重要支撑。为了推动体医的深度融合，政府和相关机构需要制定一系列政策法规，以提供必要的支持和保障。

（一）出台政策鼓励体医深度融合

政府可以出台相关政策以鼓励体育和医学领域的深入合作。例如，设立专项资金为体育和医学领域的科研项目提供支持，这不仅可以激发企业进行技术创新和产品研发的热情，也有助于推动体育与医学的深度融合。另外，政策的引导可以鼓励医疗机构和体育机构进行合作，实现资源共享和优势互补，共同开展健康管理和康复治疗等服务。这种合作模式可以促进医学和体育领域的协同发展，为人们的健康生活提供更全面、更有效的保障。

通过政府的支持和引导，可以推动体育和医学领域的深度融合和发展。例如，政府可以通过提供资金支持和技术指导等方式，鼓励企业研发具有创新性的体育与医学结合的产品和服务。同时，政府还可以通过举办体育和医学领域的交流活动，促进学术和技术交流，拓宽合作领域和思路。此外，政府还可以通过政策引导，推动体育和医学领域的产学研合作，促进科技成果的转化和应用，为人们提供更加优质、便捷的医疗和健康服务。

（二）为体医深度融合提供法律保障

为促进体育和医学的深度融合，建立和完善相关的法律保障体系十分必要。一方面，通过立法可以规范体育和医学领域的相关行为，确保行业的健康发展。另一方面，法律保障体系可以为体育和医学的深度融合提供必要的支持和保障，推动行业的创新发展。

首先，制定相关法律法规可以保障体育和医学领域的合法权益。在体育和医学的深度融合过程中，涉及许多新问题，需要法律法规进行规范和引导。例如，对于体育医疗保健师的资格认证、体育康复治疗的管理、体育医疗机构的设立等方面的规定，都需要通过法律法规的完善来保障行业的规范发展。

其次，法律保障体系可以为体育和医学深度融合提供必要的支持和保障。例如，政府可以通过提供财政支持和税收优惠等政策，鼓励企业和机构进行体育和医学深度融合。此外，政府还可以通过提供贷款和担保等方式，为企业融资提供支持，推动体育和医学领域的科技创新和发展。

最后，建立和完善法律保障体系可以促进体育和医学领域的国际交流与合作。随着全球化的不断深入，体育和医学领域的国际交流与合作越来越频繁，完善的法律保障体系可以使国内体育和医学领域在国际交流与合作中更加自信和有底气，推动国内体育和医学领域的创新和发展。

二、资金投入与保障体系

促进体育和医学深度融合的资金投入与保障体系是实现体医深度融合这一目标的重要支撑。为了推动体医深度融合，需要建立多元的资金投入渠道和保障机制，以确保目标的顺利实现和可持续发展。

（一）政府资金投入

政府可以为体医深度融合提供资金支持，这些资金支持可以包括设立专项资金、提供财政补贴、税收优惠等多种形式，以鼓励更多的社会力量参与其中，推动体育和医学的深度融合。这些资金支持将形成多元化的投入格局，为体育和医学深度融合的发展提供更为稳定和可持续的资金来源。

政府提供的资金支持不仅可以直接投入，还可以通过制定相关政策法规，引导和支持企业、社会团体和个人等社会力量参与体育和医学深度融合。这些政策法规包括税收优惠、财政补贴、贷款担保等措施，以降低社会力量参与体育和医学深度融合的成本，提高其参与的积极性和投入力度。

（二）社会资本参与

除了政府的资金支持外，体育和医学深度融合项目还可以积极吸引社会资本的参与。通过搭建投资平台、吸引风险投资、发行债券等方式，吸引更多的社会资本进入体育和医学领域，为项目的实施提供更多的资金支持。这些资金可以帮助项目更好地开展，提高项目的实施效率和成果质量。同时，社会资本也可以通过参与项目获得相应的投资回报，进一步促进体育和医学领域的发展和进步。

此外，引入社会资本参与体育和医学深度融合项目可以促进项目的创新和发展。社会资本通常更加注重项目的创新和实用性，可以为项目提供更多的创意和解决方案。同时，社会资本的参与也可以促进体育和医学领域的交流和合作，推动领域的协同发展。

（三）建立可持续发展机制

为了推动体育和医学的深度融合持续发展，需要建立一套可行的机制。这一机制应当包括以下几个方面：

第一，降低成本和提高效益。为了实现体育和医学的深度融合，各方需要投入大量的人力、物力和财力。然而，高昂的投入成本往往成为制约体医深度融合的一大难题。因此，通过技术创新和管理创新等方式来降低成本显得尤为重要。例如，可以引进更加先进的医疗设备和科技手段，提高诊断和治疗的准确性和效率；优化管理流程，提高服务质量和效率，降低医疗机构为运动员提供医疗服务的成本。这样不仅可以提高医疗水平，还能有效降低运营成本，为体医深度融合提供更好的经济支持。

第二，拓展市场和推广品牌。为了扩大体育和医学深度融合的影响力，增加收入来源，需要拓展市场和推广品牌。例如，可以举办一些体育赛事和活动，吸引更多人关注和参与"体医融合"领域；打造特色品牌和优质服务，提高医疗机构在体育领域的知名度和竞争力。这样可以吸引更多的客户和投资者，拓展市场份额，增加收入来源，为体医深度融合提供更强的经济支撑，同时还能提高品牌价值和知名度，为未来的发展打下坚实的基础。

通过以上措施的实施，体育和医学的深度融合可以逐步形成自我发展的良性循环。这意味着体育和医学深度融合的发展将更加稳健、可持续，为人们的健康和福祉作出更大的贡献。

三、人才培养与使用保障体系

人才培养与使用保障体系是实现体育和医学深度融合目标的重要基础。为了推动体医深度融合的发展，需要加强人才的培养和使用，建立完善的人才保障体系。

（一）建立多元化的人才培养体系

第一，高等教育机构。高等教育机构在培养人才方面发挥着至关重要的作用。设立专门的体育医学专业或建立体育医学学院，可以进一步强化体育和医学之间的融合教育，确保所培养的人才具备丰富体育知识的同时，也能掌握扎实的医学技能。这些专业人才在毕业后将为体育和医学领域作出重要贡献，成为推动两个领域共同发展的重要力量。

第二，职业培训机构。职业培训机构的培养模式具有极高的针对性和实效性。这些机构能够深入了解市场需求，根据行业的发展动态和实际需求，提供具有针对性的培训课程。这样的培训体系不仅注重理论知识的传授，更重视实践操作技能的培养，使得毕业生能够迅速适应工作环境，提高工作效率。这种培养模式为体育与医疗行业注入了新的活力，为行业的发展提供了强有力的人才保障。

第三，企业内部培训。企业内部培训是一种非常灵活且具有针对性的培训方式，可以针对企业的实际需求，提供个性化的培训服务。这种培训方式能够确保员工得到所需的技能和知识，以适应企业的特定环境和满足企业的特定需求。通过企业内部培训，可以培养具备企业特色的"体医融合"专业人才，这些人才将具备专业的技能和知识，并深刻理解企业的文化和价值观，更好地为体医深度融合的发展作出贡献。

通过以上多元化的人才培养体系，可以培养出更多具备体育和医学知识的专业人才，为体育和医学深度融合的发展提供坚实的人才基础。

（二）完善人才使用保障机制

为了更好地发挥人才在体育和医学深度融合中的作用，需要完善人才使用保障机制。这一机制应当包括以下几个方面：

第一，建立人才评价机制。通过建立科学、客观、公正的人才评价机制，对体育和医学深度融合领域的人才进行评价，以更好地衡量其能力和水平，为人才的合理使用提供依据。人才评价机制不仅需要考虑到人才的专业技能和知识水平，还需要对他们的创新精神、团队协作能力、领导力等方面进行评估。这样，我们才能更准确地衡量他们的能力和水平，为他们在未来的工作中发挥更大的作用提供依据。

第二，完善人才激励机制。为了更好地推动体医深度融合，还需要建立和完善一套有效的人才激励机制。这种机制对在体育和医学融合领域作出贡献的人才进行合理的奖励和激励，包括荣誉、奖金、晋升机会以及其他形式的激励，以更好地激发他们的创新创造能力和工作热情。通过这样的激励机制，我们可以鼓励更多的人才投身于体医深度融合的建设中，不断推动该领域的创新和发展。

第三，加强体医深度融合人才流动机制建设。加强体医深度融合人才流动机制建设对于促进体育和医学深度融合至关重要。建立完善的人才流动机制，可以推动这两个领域之间的人才合理流动，实现人才的优化配置和资源的共享。一方面，建立体育和医学领域的人才共享平台，可以实现人才资源的互通有无，避免人才资源的浪费。同时，平台还可以提供相关的行业资讯、招聘、政策法规等信息，方便人才获取相关信息。另一方面，鼓励开展体育和医学跨领域合作项目，可以促进不同领域人才之间的交流与合作，共同解决相关问题。同时，也可以为人才提供更多的发展机会，拓展其职业发展空间。

四、科技创新与成果转化保障体系

促进体医深度融合的科技创新与成果转化保障体系是推动体医深度融合这一目标实现的重要支撑。为了提升体育和医学领域的科技创新能力，加速科研成果的转化应用，需要建立完善的科技创新与成果转化保障体系。

（一）加强科技创新支持

第一，加大科研投入。政府和企业应加强对体育和医学领域的科研投入，以提供必要的支持和保障。这些投入包括设立科研基金、提供先进的科研设备以及给予科研人员充足的经费支持。只有充足的科研投入，才能推动体育和医学深度融合的科技创新不断向前发展。同时，科研项目应得到合理的分配和有效的管理。政府和企业应该与专业的科研机构和专家合作，确保科研项目的质量和实施效果。同时，对于科研成果的转化和应用，政府和企业应给予一定的支持和引导，推动科技创新的落地和推广。加大科研投入不仅仅是为了推动体育和医学领域的科技创新，更是为了提高整个社会的健康水平和生活质量。通过科研投入，我们可以更好地了解人体生理和心理机制，研发更加科学和有效的运动和健身方法以及预防和治疗各种疾病的方法，这将为人们带来更加健康、快乐和有意义的生活，实现体医深度融合协同发展。

第二，建立科技创新平台。通过搭建"体医融合"的科技创新平台，我们能够系统地整合行业内的优势资源，将分散的资源集中起来，共同开展关键技术攻关和前沿研究。这样的平台可以促进产学研合作，加速科研成果的转化和应用，推动产业升级和经济发展。具体来说，科技创新平台不仅为科研人员提供了研究开发的场所，还为科研人员提供了全方位的支持和服务。平台可以提供技术咨询、项目孵化、成果转化等服务，帮助科研人员更好地实现科技成果的价值。这些服务能够解决科研人员在创新过程中遇到的问题和困难，提高研发效率和质量，同时也能为科研人员带来更多的收益。此外，科技创新平台的建立还有助于提高整个行业的科技水平和竞争力。平台汇聚了众多优秀的科研人员和优势资源，可以促进知识共享和交流，推动行业技术的创新和发展。同时，平台还可以吸引更多的投资和合作伙伴，进一步扩大"体医融合"的影响力。

第三，加强产学研合作。加强体育和医学领域产学研合作，可以推动高校、科研机构和企业之间进行深度合作，实现资源共享、优势互补。这种合作模式可以加速科技创新的进程，提高科技成果的转化率，同时还可以促进产业升级和经济发展。在体育领域，通过高校、科研机构和企业相互间的合作，可以共同研发更加先进的训练方法和器材，提高运动员的训练效果和比赛成绩。同时，还可以共同推进体育产业的发展，开拓新的市场和商业模式。在医学领域，通过产学研合作，可以加速医学科技创新的进程，提高医疗水平和治疗效果。同时，还可以共同推进医学教育的发展，培养更多的医学人才。此外，加强体育和医学领域产学研合作还可以促进不同学科之间的交叉融合，推动科技创新和产业升级。这种合作模式可以为高校、科研机构和企业提供更多的机会和资源，实现互利共赢。

（二）完善科研成果转化机制

第一，建立科研成果转化平台。建立体育和医学领域的科研成果转化平台，可以将科研成果从实验室推向市场，实现科研成果的价值。平台可以提供技术推广、产品营销、商务谈判等服务，帮助科研人员和企业更好地开展合作。

第二，完善科研成果转化政策。政府应该出台相关政策，鼓励和支持体育和医学领域的科研成果转化。这些政策包括税收优惠、资金扶持、专利保护等，以激发企业和科研人员的积极性和创造性。

第三，加强知识产权保护。知识产权保护是促进体育和医学深度融合的科技创新与成果转化保障体系的重要一环。只有加强知识产权保护，才能激发企业和科研人员的创新热情，保护他们的合法权益不受侵犯。同时，知识产权保护还可以为科研成果的推广和应用提供保障，推动体育和医学领域的可持续发展。

综上所述，建立促进体育和医学深度融合的科技创新与成果转化保障体系需要政府、企业、高校和科研机构等多方面的共同努力。

五、国际合作与交流保障体系

促进体医深度融合的国际合作与交流保障体系是推动体育和医学领域发展、拓展国际市场、提升国际影响力的重要支撑。为了加强与国际的接轨和合作，需要建立完善的国际合作与交流保障体系。

（一）加强国际合作机制

第一，建立国际合作平台。搭建体育和医学领域的国际合作平台，可以促进各国之间的人才、技术、资金等资源的流动和共享。这样的平台可以吸引更多的国际合作伙伴，拓展合作领域，推动体育和医学领域的协同发展。

第二，参与国际标准制定。积极参与体育和医学领域的国际标准制定，可以推动我国在该领域的标准化进程。通过参与标准制定，可以与国际合作伙伴共同探讨和制定行业标准，互利共赢。

第三，加强国际交流与培训。加强体育和医学领域的国际交流与培训，可以提升我国在该领域的整体实力和竞争力。邀请国际知名专家和学者来华讲学，派遣科研人员和医务人员出国学习、交流，可以拓宽他们的视野，提高他们的专业素养。

（二）拓展国际市场

第一，加大市场开拓力度。加大对体育和医学领域的国际市场开拓力度，可以进一步拓宽我国在该领域的产品和服务出口渠道。为了实现这一目标，我们应积极参加国际展览、论坛等活动，宣传我国的体育和医学的产品与服务，吸引更多的国际客户和合作伙伴。在展览和论坛等活动中，可以展示我国在体育和医学领域的高质量产品与服务，向国际客户和合作伙伴展示实力和优势。通过与国际客户的交流和合作，进一步了解国际市场需求和趋势，提高我国相关产品和服务的质量和竞争力。

第二，加强品牌建设。加强体育和医学领域的品牌建设，可以进一步提升我国在"体医融合"领域的知名度和美誉度。为了实现这一目标，我们应积极培育和发展具有国际影响力的体育和医学品牌，使这些品牌不仅在国内外市场上具有较高的知名度和美誉度，而且能够为产品与服务带来更高的质量和附加值，吸引更多的国际客户和合作伙伴，进一步拓展国际市场，提升我国在全球体育和医学领域的地位和影响力。

第三，提供国际化服务。通过提供体育和医学领域的国际化服务，可以满足不同国家和地区的客户需求，提高市场占有率和竞争力。我们可以提供跨文化、跨语言的体育和医学服务，包括医疗旅游、健身指导、运动康复等服务，以吸引更多的国际客户和合作伙伴。

（三）加强人才培养与交流

第一，推动人才交流与培训。我们需要重视并加强人才交流与培训，通过这种方式，可以培养出更多具备扎实专业技能的体育和医学领域人才，提高整个行业人员的素质和服务水平。政府和企业可以设立各种奖学金和培训项目，以吸引更多的海外留学生和专家交流与合作。同时，要组织国内体育和医学人才前往海外学习和培训，吸收国外先进的理念和技术，并将其应用到国内的工作实践中，培养出一支具备国际视野的人才队伍，提高我国在该领域的国际竞争力。

第二，建立国际人才库。建立体育和医学领域的国际人才库，可以汇聚全球范围内的人才资源，为各国企业和机构提供人才支持和服务。人才库可以包括体育和医学领域的专家学者、科研人员、教练员、医生等，方便各国开展人才引进和交流合作，这样可以为国际合作提供充足的人才保障和支持。这样不仅可以促进国际间的交流与合作，也能够为推动全球体育和医学事业的发展作出重要的贡献。

第六章　我国体医深度融合协同评价指标体系的构建

构建体医深度融合评价指标体系是科学评估"体医融合"进程的重要手段，其有助于确保评价过程与评价目标保持一致，提高评价的针对性和有效性，以及有助于对绩效进行客观评估，为决策者提供决策依据和参考，帮助其制定合理的策略和措施。

第一节　评价指标体系构建概述

评价指标体系是围绕评价主体展开的多个映射指标集。在我国，建立评价指标体系的方法越来越多样化，应用效果和科学程度也在不断提高，有关的理论研究已经相当完善。

蔡浪等在《驱动与发展："体医融合"发展影响指标体系的构建》中表示，在"体医融合"发展过程中，一级指标里的事理因素是影响程度最高的指标；二级指标里的国家支持是对"体医融合"发展影响最大的指标；三级指标里的国家对于"体医融合"的重点任务规划是影响程度最高的指标。从上述几个方面入手，可以有效提升"体医融合"发展的质量与进度①。田学礼等在《"体医融合"示范区建设评价指标体系研究》中指出,"体医融合"示范区建设的核心要素是服务建设;关键要素是政府支持;基本要素是基础建设;必备要素是管理建设;保障要素是安全建设②。李崟等在《新时代体育发展综合评价体系构建及实证研究》中表示,"体医融合"模式的评价目标是对其运行机制、功能作用和表现形式进行全面的分析和评价,对不足进行反思和调控。评价指标体系是由相互联系的若干个指标所构成的有机体,是指对一个观点或一项事物进行评论、评述,指出优点、缺点,并给予总体表态,是认识过程的一个阶段③。夏铭娜等为建立以实现目标、主要方面、发展基础和支撑系统为系统层评价指标的全面建成小康社会的体育评价指标体系,设置达标标准,以标杆值法和局部拟合法评定是否达标④。

我国"体医融合"评价指标体系的研究目前还处于起步阶段,虽然现有的研究已经提出了一系列促进"体医融合"发展的策略,为后续相关研究提供了一定的理论基础和思路,但也存在一些不足之处。

在现有的研究中,"体医融合"评价指标体系主要围绕几个方面展开:一是体育和医学的融合程度;二是体育和医学在融合过程中的相互影响;三是体育和医药融合后产生的实际效果。然而,这些研究主要停留在理论层面,缺乏具体的实证研究,导致评价指标不

① 蔡浪,刘超.驱动与发展:"体医融合"发展影响指标体系的构建[J].体育科技文献通报,2022,30(12):125-128.

② 田学礼,赵修涵."体医融合"示范区建设评价指标体系研究[J].成都体育学院学报,2021,47(5):59-64.

③ 李崟,胡佳澍,黄海燕.新时代体育发展综合评价体系构建及实证研究[J].体育科学,2020,40(7):14-24,39.

④ 夏铭娜,李崟,胡佳澍.全面建成小康社会的中国体育评价指标体系研究[J].首都体育学院学报,2020,32(5):392-401.

够完善，评价结果不够客观。此外，现有的研究主要关注的是"体医融合"的发展策略，而忽略了在实施过程中可能遇到的困难和挑战。例如，如何解决体育和医学之间的利益冲突、如何协调不同部门之间的合作、如何提高公众对"体医融合"的认知等问题。这些问题的解决需要更深入的研究和实践。

为了进一步完善"体医融合"评价指标体系，未来的研究需要更多的实证支持。例如，可以通过调查问卷、实地考察等方式收集数据，了解体育和医学在融合过程中的实际情况，从而对评价指标进行修正和完善。此外，还需要加强对"体医融合"实施过程中可能遇到的问题的研究，为实践提供更有针对性的指导。

一、体医深度融合评价指标的内涵和意义

（一）政策支持

政策支持无疑是推动"体医融合"发展的关键因素之一。政府需要精心制定一系列相关政策，明确"体医融合"在国家卫生健康事业中的重要地位和目标，并提供必要的政策支持。这些政策包括基本政策、保障政策、资金投入等，以激发更多的资本和资源流向"体医融合"领域。

有了这些政策，"体医融合"领域将获得更多的资源，从而推动其快速发展。这不仅可以吸引更多的投资者和企业家参与"体医融合"领域，还可以创造一个良好的投资环境，吸引更多的社会资本关注体医深度融合的发展。

此外，政策的支持还可以为"体医融合"领域提供必要的指导和保障。政府通过制定相关政策，可以引导和鼓励各类机构和企业积极参与"体医融合"领域，同时为相关从业者提供必要的保障和支持。

（二）制度建设

制度建设是"体医融合"发展的基础，它不仅涵盖了体育和医学两个领域，更涉及管理体制、法规制度等多个层面。制度的完善可以明确"体医融合"在市场中的地位和权利，保护知识产权和公平竞争。

首先，体育和医学的深度融合机制是推动"体医融合"向更高层次、更广领域发展的重要支撑。这种机制不仅需要涵盖体育和医学各自的领域，还需要将这两个领域相互融合，形成一种跨学科、跨领域的协同创新模式。这一融合机制需要关注体育健身、康复治疗、健康管理等多个方面，通过建立一种全面、系统、科学的机制，将体育和医学紧密地结合起来，打破传统学科之间的壁垒，以全新的视角和方法，将体育和医学的理论和实践相结合，形成一种更加符合现代健康理念的新型健康服务模式，满足人民群众对健康的需求，提高健康服务的整体水平，更好地发挥体育在健康领域的作用，增强人民群众的健康意识和健康素养，推动全民健身和全民健康事业的发展。

其次，管理体制能够评估和衡量"体医融合"领域发展水平，评估指标涵盖了管理机构、相关的法规和制度、资源配置、监督考核机制等多个方面，旨在客观地反映"体医融合"领域的管理水平和成效。通过"体医融合"管理体制的评估，可以全面了解该领域的管理现状和存在的问题，为改进管理提供参考和依据。同时，还可以为相关决策者提供决策支持，帮助他们制定更加科学、合理的政策和措施，推动"体医融合"领域的健康发展。此外，通过"体医融合"管理体制评价指标的发布和分析，还可以增强社会各界对"体医融合"领域的关注度和参与度，促进资源的有效配置和合理利用，提高该领域的整体发展水平和影响力。

最后，法规制度可以规范市场竞争行为，保障公平竞争，维护市场秩序。这有助于防止不正当竞争和不公平竞争行为的发生，保护消费者的权益，促进"体医融合"市场的健康发展。制定和实施"体医融合"法规制度评价指标，可以促进"体医融合"领域的健康发展，推动体育和医学的深度融合，增强人民群众的健康意识和健康素养，推动全民健身和全民健康事业的发展。

（三）物质保障

在"体医融合"的发展过程中，物质保障是必不可少的条件之一。主要包括体育物质保障和医疗物质保障两方面。

体育物质保障是指为体育运动提供必要的场地、设施、器材和运动装备等，以满足人们进行体育锻炼的需求。这些物质保障对于促进人们的身体健康和参与体育运动至关重要。例如，良好的运动场地可以给人们提供一个安全、舒适的运动环境，同时配备专业的运动器材和装备，能够更好地帮助人们达到健身效果。医疗物质保障则是指为医学治疗提供必要的药品、医疗器械、医疗设备和相关的医疗用品等，以满足人们的治疗需求。这些物质保障对于保障人们的身体健康和及时治疗疾病至关重要。例如，先进的医疗设备和药品可以更快地治愈疾病，提高治疗效果，同时提供专业的医疗服务，能够更好地满足人们的医疗需求。

（四）技术创新

随着科技的飞速发展，技术创新的地位和作用日益凸显。这一点在"体医融合"领域中也不例外，技术创新在"体医融合"发展中具有非常重要的意义。

首先，技术创新可以促进"体医融合"领域的进步和发展。随着科技的不断发展，新技术和新方法不断涌现，为"体医融合"提供了新的发展机遇。例如，近年来兴起的物联网、大数据、人工智能等新技术，为"体医融合"领域带来了前所未有的发展机遇。这些技术的应用，可以更加准确地监测和评估人们的身体健康状况，为设计个性化、精准化的运动健身方案提供支持，从而提高运动效果和健康水平。

其次，技术创新可以提高"体医融合"领域的科技水平和竞争力。政府需要通过制定科技创新政策，引导和支持企业加大技术研发投入，推动"体医融合"领域的技术创新。同时，建立健全科技创新体系，提升整个行业的科技水平和竞争力。

最后，技术创新可以促进"体医融合"领域的可持续发展。在"体医融合"领域中，技术创新不仅可以提高运动健身的效果和健康水平，还可以优化资源配置、提高效率，降低成本和减少资源浪费。

（五）人才队伍

人才队伍评价指标是用于评估和衡量"体医融合"领域人才队伍发展水平的一系列指标。这些指标旨在客观地反映"体医融合"领域人才队伍的现状和存在的问题，为改进人才工作提供参考和依据。同时，这些指标还可以为相关决策者提供决策支持，制定更加科学、合理的人才政策和措施，推动"体医融合"领域的健康发展。"体医融合"人才队伍评价指标涵盖了专业人才、技能人才、管理人才三方面。

专业人才方面，体育专业人才和医学专业人才是"体医融合"领域的重要组成部分。他们具备扎实的专业知识和技能，能够为人们提供更加准确、专业的健康服务和指导。例如，体育专业人才可以通过运动训练和健身指导，帮助人们提高身体素质和预防疾病；医学专业人才可以通过诊断和治疗，帮助人们恢复健康和减少疾病风险。

技能人才方面，体育技能人才和医学技能人才同样发挥着重要的作用。他们具备熟练的操作技能，能够为人们提供更加专业、实用的健康服务和指导。例如，体育技能人才可以通过运动康复技术，帮助患者恢复身体功能和减轻疼痛；医学技能人才可以通过医疗技术和设备，提供先进的诊断和治疗服务。

管理人才方面，体育管理人才和医学管理人才在"体医融合"领域也扮演着重要的角色。他们具备管理方面的知识与能力，能够为"体医融合"领域的健康发展提供有力的管理支撑。例如，体育管理人才可以通过市场营销和公关手段，推广体育文化和吸引更多人参与体育运动；医学管理人才可以通过医院管理和医保政策，提高医疗服务的质量和效率。

体医深度融合评价指标体系的构建需要充分考虑政策支持、制度建设、物质保障、技术创新和人才队伍等多个方面的因素。这一体系的建立需要深入研究和探讨，以确保评价指标的科学性、合理性和可操作性。建立完善的评价指标体系，可以对"体医融合"发展的水平和质量进行科学的评估和监测，为政府决策和社会投资提供参考依据。

二、"体医融合"评价指标体系构建

在评价指标体系的具体构建过程中，需要遵循一定的原则和标准。例如，确保评价指标的客观性和可操作性，确保评价指标的全面性和系统性，确保评价指标的定性和定量相结合，确保评价指标的国际化和本土化相结合。同时，还需要根据实际情况，对评价指标体系进行不断的完善和优化，以适应不同阶段的发展需求。

"体医融合"发展评价指标体系的构建是一项重要的任务，需要政府、学术界、产业界和社会各方面的共同努力和合作。建立完善的评价指标体系，可以为我国健康治理水平的提升提供强有力的支持，为促进全民健康事业的发展作出积极的贡献。

"体医融合"作为健康治理衍生的新模式，不仅需要充分考虑各种社会、经济和文化因素，还需要对"体医融合"发展的要素进行深入识别，并围绕政策支持、制度建设、物质保障、技术创新、人才队伍五个核心层面，初步形成体医深度融合评价指标体系（如表6-1）。

表6-1 体医深度融合评价指标体系

一级指标	二级指标	三级指标
政策支持	基本政策	1.出台"体医融合"的针对性发展方案，详细规划实现这些目标的具体措施； 2.出台有关"体医融合"的发展意见，提出具体的指导意见和政策措施； 3.对"体医融合"执行情况进行监测和管理，确保政策的贯彻和执行
	资金投入	1.体育健身器材资金的投入； 2."体医融合"复合型人才工资的投入； 3."体医融合"服务平台的运行资金的投入
	保障措施	1."体医融合"人才的保障； 2."体医融合"资金的保障； 3."体医融合"实践场地保障； 4."体医融合"特殊人群保障
制度建设	体育和医学的融合机制	1.预防医学和健康促进机制； 2.运动医学和康复融合机制； 3.体育教育和健康教育融合机制； 4.群众体育与健康生活方式推广机制
	管理体制	1.专门的管理机构； 2.完善"体医融合"相关的法规和制度； 3.合理的资源配置； 4.完善监督考核机制
	法规制度	1.专门的体育医疗服务管理办法； 2.体育医疗从业人员的资格认证制度

一级指标	二级指标	三级指标
物质保障	体育物质	1.体育场馆、健身房、运动场地等； 2.运动器材、康复器材； 3.健身活动、健康知识等信息资源的整合与推广
	医疗物质	1.医疗设备的种类、数量、性能、使用状态、维护和更新情况； 2.药品器材的种类、质量、储存和使用情况； 3.医疗服务的质量和效率； 4.医疗质量管理体系的建设、运行和维护情况，以及医疗风险控制、医疗纠纷处理等管理能力； 5.医疗人才的数量、素质、结构和培养情况； 6.医疗信息的系统化、标准化、安全性和利用情况； 7.医疗设施、空间布局、卫生条件和环境保护
技术创新	"体医融合"治疗技术	1.药物治疗与传统体育活动的治疗技术； 2.运动康复与健康管理的治疗技术； 3.医疗器械与康复运动的治疗技术
	"体医融合"监控技术	1.运动过程与健康状况监控； 2.运动康复效果评估监控； 3.风险预警和应急处理
	"体医融合"处方技术	1."三高"人群的体医处方技术； 2.职业病人群的体医处方技术； 3.心脑血管人群的体医处方技术

一级指标	二级指标	三级指标
人才队伍	专业人才	1.具备"体医融合"相关的知识和技能； 2.具备创新和发展的能力； 3.具备开展"体医融合"工作的能力和素质； 4.具备团队合作的能力和素质
	技能人才	1.具备运动生理学、运动心理学、医学诊断学等相关知识； 2.具备持续学习能力，能够不断更新自己的知识和技能； 3.具备丰富的实践经验，能够将理论知识应用到实践中
	管理人才	1.具备战略规划能力； 2.具备资源整合能力； 3.具备组织协调能力； 4.具备风险管理能力； 5.具备团队管理能力； 6.具备公共关系能力

第二节　评价指标体系的构建原则

一、科学性原则

科学性是指评价指标体系要符合人类认识事物的规律，具有科学依据，反映客观实际。这意味着，评价指标体系的设计需要基于广泛认可的科学理论和实践经验，能够准确地反映评价对象的本质特征和实际情况。在评价体育和医疗的合作效果和质量时，需要构建一个科学、合理的评价指标体系，以客观地评估其效果和贡献。如果评价指标体系缺乏科学性，就可能导致评价结果失真。例如，如果评价指标体系设计不合理，或者评价方法存在偏差，就可能无法准确地反映合作效果和质量。这样的评价结果不仅缺乏可信度，还可能误导决策者，导致不必要的资源浪费和决策失误。

因此，在构建指标体系时，需要遵循科学性原则，基于科学理论和实践经验，设计出符合评价目的和评价对象的指标体系。同时还需要采用科学的方法和工具，进行数据采集和分析，以确保评价结果的客观性和准确性。只有这样，我们才能为决策者提供可靠的信息参考，推动体医深度融合的可持续发展。

（一）评价指标的选择要根据当前的实际情况

对于不同领域的评价指标体系，其构建的依据是不同的。例如，体育领域和医疗领域对于评价指标体系的构建依据就有很大区别。体育领域往往更侧重从体育角度去评价医疗问题；而医疗领域更侧重从医学角度去评价体育问题。在体育与医疗融合发展过程中，体育部门主要是从提升全民健康水平角度进行评价；而在体育与健康融合发展过程中，则是以实现"健康中国"战略为目标。根据我国当前的实际情况，选择评价指标时要充分考虑我国当前所面临的实际问题。例如，在对体育与医疗融合发展的评价指标体系进行构建时，就需要考虑到我国当前所面临的体育和医疗发展不平衡、体育和医疗资源缺乏有效整合和医疗在开展合作过程中存在相互推诿等问题。在这种情况下，就需要针对这些问题进行深入研究，并结合实际情况对评价指标进行重新选择。

（二）评价指标的选择要结合应用场景

在构建评价指标体系时，需要充分考虑不同的应用场景。对于体育和医疗而言，其在发展过程中有很多方面是相通的。例如，体育和医疗都具有促进健康和治疗疾病的作用，但体育与医疗在发展过程中存在着巨大差异，体育是通过科学运动来增强体质，而医疗则是通过药物、手术、康复等方式来治疗疾病。因此，在选择评价指标时，既要考虑到体育与医疗的共通性，又要考虑到体育与医疗之间的差异性。例如，对于一些慢性病患者而言，在患上疾病后会产生药物依赖或手术等治疗需求，而通过开展运动干预能够有效改善他们的病情状况。因此，对于慢性病患者而言，对其进行运动干预时所采用的方式和手段也不同。例如，在对老年人群进行运动干预时，可以通过运动干预项目、运动强度、运动频率、运动时长以及干预方式等因素对其进行评价；而在对青少年群体进行运动干预时，则可以通过运动处方、体质测试以及定期开展体质监测等因素来对其进行评价。

二、系统性原则

所谓系统性原则，即从整体和系统的角度，对评价指标体系进行全面、系统的分析，以确保指标体系能够全面地反映评价对象的特性。评价指标体系的设计需要考虑多个因素，从整体出发，全面、系统地考虑各个方面。

（一）评价指标的全面性

为了全面推进体医深度融合协同评价指标体系的构建，需要从多个维度进行深入分析与评价。

第一，政策方面。政策导向、政策支持力度、政策保障措施等相关指标，是推动体医深度融合协同发展的重要保障。此外，资金投入也是推动体医深度融合协同发展的关键因素，可以通过考察资金投入规模、资金使用效益、资金来源结构等指标来反映资金对体医深度融合协同发展的支持程度。

第二，人才方面。体医深度融合需要具备相关专业背景和技能的人才队伍作为支撑，需要关注人才引进与培养、人才结构与层次、人才流失与流动等指标，以反映人才对体医深度融合协同发展的贡献程度。

第三，科技方面。体医深度融合需要不断进行科技创新和研发，以提高技术水平和应用效果。需要关注科研能力与成果、技术转化与推广、专利申请与授权等指标，以反映科技对体医深度融合协同发展的推动程度。

第四，产业方面。体医深度融合需要形成完整的产业链和产业生态，以促进产业发展和提升产业竞争力。需要关注产业规模与结构、产业创新能力、产业集聚与辐射等指标，以反映产业对体医深度融合协同发展的支撑程度。

同时，也需要尽可能地选取多项指标进行综合评价。单一指标往往只能反映某一方面的情况，而综合多个指标则可以更全面地反映体医深度融合协同发展的实际情况。例如，在人才方面，我们可以通过计算人才引进数量、人才培养质量、人才流失率等指标的综合得分来反映人才队伍的整体状况；在科技方面，可以通过计算专利申请数量、科技成果转化率、科研项目获奖情况等指标的综合得分来反映科技创新的整体水平。

（二）重视"体医融合"评价指标之间的相互作用

除了考虑各个方面的指标外，还需要重视各个指标之间的相互作用和影响。体医深度融合是一个复杂的过程，各个指标之间相互关联、相互影响，形成一个复杂的系统。因此，在构建评价指标体系时，需要考虑各个指标之间的相互作用和影响，以全面、系统地反映体医深度融合的实际情况。例如，在人才方面，人才引进和培养指标与人才流失和流动指标之间存在密切的关系。如果一个地区能够吸引并留住优秀的人才，那么该地区的人才流失率就会降低。

同时，如果一个地区能够培养出更多符合市场需求的人才，那么该地区的产业发展水平和竞争力就会得到提升。因此，在构建评价指标体系时，需要综合考虑这些指标之间的相互作用和影响，以更全面地反映评价指标体系对体医深度融合协同发展的贡献程度。

总之，在构建体医深度融合协同评价指标体系时，需要遵循系统性原则，从多个维度进行深入分析和评价。同时还需要重视各个指标之间的相互作用和影响，以全面、系统地反映体医深度融合的实际情况。只有这样，才能提供可靠的信息和参考，推动体医深度融合的持续发展。

三、可操作性原则

在构建评价指标体系时，要考虑实际操作中的可行性和便利性。评价指标应当具有明确的含义和易于获取的数据来源，同时应当尽量避免过于复杂和烦琐的计算过程。

（一）选择易于获取和理解的指标

在选择评价指标时，应当优先选择易于获取且具有明确含义的指标。这些指标不但可以通过公开渠道或简单的调查获得数据，而且这些数据的含义较为明确，易于理解。例如，政策支持力度、资金投入规模、人才引进数量等指标都是非常直观且易于衡量的。这些指标不仅可以了解项目的进展情况，还可以预测未来的发展趋势。

政策支持力度是一个非常重要的指标，因为它可以反映政府对项目的重视程度。如果政府对某个项目给予了大量的政策支持，那么这个项目就更容易得到各方面的配合和支持，从而更容易取得成功。资金投入规模也是一个重要的指标，因为它可以反映项目的重要性和紧迫性。如果一个项目得到了大量的资金投入，那么这个项目就更容易吸引人才和资源，从而更容易取得成功。人才引进数量同样是一个重要的指标，因为它可以反映项目的创新性和前瞻性。如果一个项目能够吸引大量的人才加入，那么这个项目就容易产生创新和突破，从而更容易取得成功。

（二）简化计算过程并避免过于复杂的指标

评价指标的计算过程应当尽可能地简单明了，避免过于烦琐和复杂的计算过程。过于复杂的计算过程不仅会极大地增加评价工作的难度和成本，还可能会产生更大的误差和不确定性，导致评价结果不准确和不客观。应该尽量选择可以直接使用或者经过简单计算即可得到的指标，这样可以提高评价的效率和准确性。

（三）考虑评价指标的适应性和可扩展性

体医深度融合协同评价指标体系应当具有足够的灵活性和可扩展性，以适应不断变化的环境和需求。随着时间的推移和外部环境的改变，很多评价指标的含义和数据来源可能会发生改变。因此，在构建评价指标体系时，需要充分考虑到未来可能出现的各种变化，并且要为未来的扩展和升级预留一定的空间。此外，评价指标体系还需要具有一定的逻辑严密性和推理精确性。每一个评价指标都应该是相互关联、相互影响的，而不是独立的。我们需要通过严密的逻辑推理和精确的数据分析，来确定每一个评价指标的重要性和优先级，从而使得这个评价指标体系更加科学、合理、有效。

四、导向性原则

在构建体医深度融合协同评价指标体系时，应始终遵循导向性原则，即以体育与医疗为核心，围绕"体医融合"健康指导模式的技术、业务、理念等关键发展因素，明确每项指标的重要性和作用，体现"以人为本"的理念，通过引导人们认识体医深度融合的重要性、必要性，使人们自觉地把体医深度融合作为一种基本理念和价值追求来认识和实践，并将其作为一种健康生活方式、健康工作方式。同时，该指标体系应以反映"体医融合"发展过程中的不同影响因素为具体目标，为体医深度融合发展评价提供必要的依据和参数，这是指标体系设计的出发点和落脚点。

总之，建立科学合理的评价指标体系是实现体医深度融合目标和"健康中国"战略的关键所在。只有通过科学合理的评价指标体系，引导人们全面认识体医深度融合工作，并自觉地将其融入日常生活中，才能真正实现"健康中国"的目标。因此，我们应该高度重视评价指标体系的构建和完善工作，不断探索和创新评价方法，为推动体医深度融合事业的发展和实现"健康中国"战略作出积极的贡献。

第三节　评价指标体系实施的过程和步骤

一、实施评价的准备工作

在实施体医深度融合协同评价指标体系之前，需要进行充分的准备工作。首先，需要明确评价的对象，这包括体育机构和医学机构，以及他们之间正在进行的合作项目。这些合作项目可能涉及许多不同的领域，如运动医学、健康管理、康复治疗等。因此，在确定评价对象时，需要确保涵盖所有相关的领域和机构。

其次，需要制定详细的评价计划。这个计划应包括评价目的、评价标准、评价方法、评价时间等关键因素。评价目的是评估体医深度融合的协同效应是否达到了预期的效果，以及是否需要进一步改进和完善。评价标准应根据不同领域的特点和实际情况来制定，但必须保证科学性、客观性和可操作性。评价方法可以选择定性和定量相结合的方式，以全面了解合作项目的实施情况和效果。评价时间应根据合作项目的实际进展情况来确定，以确保评价结果能够真实反映项目的效果和质量。

最后，还需要建立一支由体育和医学领域的专家组成的评价团队。这个团队应该具备丰富的专业知识和实践经验，能够对评价指标体系进行深入的分析和研究，以确保评价结果的准确性和可靠性。同时，还需要建立一套完善的数据采集和分析系统，以便对合作项目的实施情况和效果进行全面的了解和分析。

实施体医深度融合协同评价指标体系需要做好充分的准备工作。只有在做好了这些准备工作之后，才能确保评价结果的准确性和可靠性，为进一步推动我国体医深度融合发展提供有力的支持和参考。

二、实施评价的过程和步骤

第一步，数据采集。通过问卷调查的方式，详细了解受访者的个人信息、健康状况、运动习惯等数据。

第二步，数据处理。采用先进的数据处理技术，对数据进行归纳整理、统计分析，以确保数据的准确性和完整性。

第三步，数据分析。运用统计学、管理学等学科的方法，对处理后的数据进行深入分析。通过这些分析，得出结论并提出相应的建议。

第四步，结果呈现。将分析结果以图表、文字等形式呈现，结果应清晰明了，易于理解。决策者可以根据这些结果参考和分析，制定更加科学合理的决策。

第五步，反馈与改进。根据评价结果进行反馈和指导，帮助体育和医学机构发现自身不足之处，并加以改进和提高。同时，也需要根据评价结果对评价指标体系进行完善和优化。反馈和指导是非常重要的一个环节，它可以帮助机构更好地了解自身的不足之处，从而制定更加科学合理的改进方案。完善和优化评价指标体系非常重要，它可以保证评价结果的准确性和公正性。

第四节 评价指标体系的应用价值和推广前景

一、体医深度融合协同评价指标体系的应用价值

（一）提升体育和医学的协同效率

建立体医深度融合协同评价指标体系，可以更加全面地评估体育和医学在协同过程中的效率和质量。该体系可以针对不同领域的特点，制定相应的指标，从而更加准确地反映各领域的实际状况。此外，对这些指标进行监测和分析，还可以及时发现存在的问题，并采取相应的措施加以改进，进一步提高协同效率。

为了更全面地评估这种协同过程中的效率和质量，建立体医深度融合协同评价指标体系显得尤为重要。通过这一体系，我们可以针对不同领域的特点，制定相应的指标，从而更加准确地反映各领域的实际状况。

对于体育领域而言，评价指标可以检测体育人口的增长，这是衡量一个国家或地区体育事业发展的重要指标，可以及时了解公众对体育的兴趣和参与度，以便制定更加有效的政策和措施，吸引更多的人参与到体育活动中；可以对体育健康进行干预，及时了解哪些干预措施有效，哪些需要改进，从而帮助人们更好地保持身体健康；能够及时反馈全民体质健康状况。监测这些指标，可以及时发现不足之处，并采取相应的训练措施加以改进，为体育行业在"体医融合"中的发展提供直接反馈。

对于医学领域而言，评价指标是反映医生治疗水平和病人身体

状况及康复进展的重要工具。这些指标不仅包括病人的身体指标、疾病治疗效果和康复情况，还包括病人在治疗过程中的依从性、心理状态和生活质量等方面。监测和分析这些指标，我们可以全面了解病人的病情和治疗进展，及时发现治疗过程中存在的问题，并采取相应的措施加以改进，提高疾病治疗效果和病人康复的速度。

体医深度融合协同评价指标体系还包括一些跨领域的指标，例如两个领域的配合程度、资源共享情况等。这些指标可以反映体育和医学在协同过程中的合作紧密程度和资源利用效率。如果两个领域的配合程度很高，那么它们之间的沟通和协调就会更加顺畅，可以更好地共同完成任务。如果资源共享情况良好，就可以更好地利用各自的资源优势，提高协同效率。监测和分析这些指标，我们可以及时发现协同过程中存在的问题，并采取相应的措施加以改进，进一步提高协同效率。

（二）实现健康管理和医疗服务的高效整合

体医深度融合协同评价指标体系的应用，在实现健康管理和医疗服务的高效整合方面具有至关重要的作用。

首先，评价指标体系的应用使得健康管理和医疗服务更加贴近大众需求，更加个性化。全面评估个体在健康管理和医疗服务方面的需求和状况，能够为个体提供更加精准的健康管理和医疗服务。例如，对于老年人群体，应用该体系能够准确识别他们的健康需求，为他们提供定制化的医疗服务和健康管理方案，从而更好地满足他们的需求。

其次，评价指标体系的应用能够提高服务质量和效率。分析不同地区、不同人群的特点，制定相应的服务模式和流程，能够使服务更加贴心、更加人性化，满足了不同人群的需求，进一步提高服务质量和效率。例如，对于农村地区的医疗服务，应用该体系能够优化服务流程和资源配置，提高医疗服务的覆盖率和质量，从而更好地保障农村居民的健康权益。

最后，这一体系的应用能够促进跨部门、跨领域的合作，使得健康管理和医疗服务更加协同、高效，实现健康管理和医疗服务的全面覆盖，为个体提供更加全面、更加个性化的服务。同时，该体系的应用还能够推动相关领域的发展，为人类的健康事业作出积极的贡献。

（三）促进体育和医学的共同发展

体医深度融合协同评价指标体系的应用，对于促进体育和医学的共同发展起到了至关重要的作用。通过这个科学的评价体系，我们可以全面、客观地了解体育和医学在各个领域的发展状况和趋势，从而为相关政策的制定提供科学依据，确保政策的有效性和可行性。

该评价指标体系的应用，能够清晰地展示体育和医学在不同领域的协同效应，并揭示这些效应对整个评价体系的影响。这种全面的了解，能够发现潜在的问题和挑战，并针对性地提出解决方案，从而推动体育和医学的深度融合，实现共同发展。

此外，该评价体系还可以为体育和医学领域的科研人员提供研究方向和思路。科研人员可以根据评价体系中的指标，有针对性地开展研究工作，推动相关领域的技术创新和进步。同时，评价体系还可以为科研人员提供客观的评估标准，更好地衡量自己的研究成果，从而更好地推动体育和医学的深度融合和发展。

二、体医深度融合协同评价指标体系的意义

（一）理论意义

随着人们生活水平的提高和医疗技术的不断发展，健康管理和

医疗服务越来越受到人们的关注，体医深度融合协同发展作为提高医疗服务质量、提升居民健康水平的重要途径，也成为了研究的热点。

首先，评价指标体系可以从医疗、健康管理、康复等多个角度综合评估体医深度融合协同发展在提高医疗服务质量、提升居民健康水平方面的作用。例如，可以通过调查问卷、统计数据等方法获取相关数据，并利用这些数据对体医深度融合协同发展的程度进行定量评价。同时，对于各项措施的执行效果和影响也可以通过指标体系进行评估，从而能够更好地了解体医深度融合领域的发展现状和趋势，客观评价体医深度融合协同发展的程度。

其次，评价指标体系可以针对性地揭示影响体医深度融合协同发展的关键要素，如政策支持、市场需求、技术创新等。例如，如果政策支持力度不够，需要加强政策引导和支持；如果市场需求不足，需要加强市场推广和宣传；如果技术创新能力不足，需要加强研发和技术创新等。通过对这些关键要素的深入了解和分析，可以为体医深度融合领域的发展提供有益的参考，从而揭示影响体医深度融合协同发展的关键要素。

最后，通过评价指标体系中的数据和信息，可以发现健康管理和医疗服务中存在的问题和不足，优化健康管理和医疗服务，为体医深度融合的发展提供参考依据。例如，如果发现健康管理的效果不佳，可以及时优化健康管理的方案；如果发现医疗服务的效率不高，可以优化医疗服务的流程和资源配置等。同时，评价指标体系还可以为不同地区、不同医疗机构之间的比较提供参考依据，帮助其发现自身的优势和不足，促进相互学习和经验交流。

（二）实践意义

第一，体医深度融合协同评价指标体系能够有效地指导相关机构制定更加科学合理的管理策略，提升服务质量和效率。通过使用客观的指标，为健康管理和医疗服务机构提供了宝贵的指导意见，使得这些机构能够更好地理解体医深度融合协同发展的趋势和问题，进而做出更为明智的决策。体医深度融合协同评价指标体系是一种创新性的工具，它能够帮助医疗机构更好地理解和管理复杂的健康问题。该体系强调了跨学科合作的重要性，通过将体育和医学深度融合，以实现更全面、更有效的健康管理和医疗服务。此外，体医深度融合协同评价指标体系还关注到了医疗资源的优化配置和高效利用。通过评估各种指标，该体系能够帮助医疗机构识别出哪些资源是必要的，哪些资源是冗余的，从而优化资源配置，提高效率。这不仅能够降低医疗成本，还能够为患者提供更好的医疗体验。

第二，体医深度融合协同评价指标体系能够帮助政府部门评估体医深度融合协同发展的效果并制定更加科学的政策。这一评价指标体系建立在深入研究和广泛调研的基础上，它能够全面地反映体医深度融合协同发展的各个方面，包括但不限于政策制定、实施、效果评估等方面。评价指标体系不仅可以帮助政府部门评估体医深度融合协同发展的效果，还可以为政府部门制定更加科学合理的政策和措施提供有力的支持。政府部门可以利用这一评价指标体系来衡量相关领域的发展状况，并根据实际情况制定相应的政策和措施。这样不仅可以提高政策和措施的针对性和有效性，还可以避免一些浪费和重复。同时，这一评价指标体系还可以为其他领域提供借鉴和参考，促进其他领域的发展。因此，体医深度融合协同评价指标体系具有重要的意义和价值，值得政府部门积极采用。

第三，体医深度融合协同评价指标体系为研究机构提供了重要的参考依据，并有助于其开展更深入的研究。该评价指标体系不仅涵盖了体育和医学领域的多个方面，还充分考虑了两者之间的互动关系和协同效应。分析这些指标，研究机构可以更全面地了解体医深度融合协同发展的内在机制和技术瓶颈，从而推动相关领域的技术创新和发展进步。为了构建这一评价指标体系，研究机构需要充分考虑体育和医学领域的共性和差异，同时还要关注不同人群的健康需求和实际情况。这需要研究机构进行深入的调查和研究，结合现有的理论和实践经验，制定出一套科学、合理、可操作的指标体系。分析这些指标，研究机构可以更好地了解体医深度融合协同发展的实际情况和问题所在，从而为政府部门制定更加科学的政策提供重要的参考依据。政府部门可以通过制定相关政策，鼓励和支持体育和医学领域的深度融合和协同发展，推动相关领域的技术创新和发展进步，提高人民群众的健康水平和生活质量。除了为研究机构和政府部门提供参考依据外，该体系可以指导健康管理和医疗服务机构制定更加科学合理的管理策略，提高服务质量和效率。分析这些指标，健康管理和医疗服务机构可以更好地了解患者的健康需求和实际情况，从而提供更加个性化、精准化的服务，推动体医深度融合的可持续发展。

三、体医深度融合协同评价指标体系的推广前景

（一）广泛的应用领域

体医深度融合协同评价指标体系具有广泛的应用领域，不仅适用于健康管理和医疗服务领域，还可以应用于体育产业、医疗技术研发、公共卫生管理等多个领域。该指标体系旨在客观评价体医深度融合协同发展的程度，指导相关机构制定科学合理的管理策略，优化资源配置，提高服务质量和效率。因此，该指标体系可以为不同领域的发展提供有益的参考和借鉴。

具体而言，这个指标体系可以应用于体育产业领域，帮助评估和管理体育设施、赛事和活动的质量和效果，促进体育产业的发展和提

升。在医疗技术研发领域，该指标体系可以为评估和提升医疗技术的创新性和实用性提供有益的参考，推动医疗技术的进步和发展。在公共卫生管理领域，该指标体系可以帮助评估和提升公共卫生管理与服务的质量和效率，提高公众的健康水平和生活质量。

该指标体系客观评价体医深度融合协同发展的程度，可以为相关机构提供科学合理的指导，从而制定科学合理的管理策略，优化资源配置，提高服务质量和效率。这不仅可以促进各个领域的发展，也可以提高人们的生活质量和健康水平。因此，体医深度融合协同评价指标体系具有广泛的应用前景和重要的社会意义。

（二）为更多人提供服务

体医深度融合协同评价指标体系是一种创新的健康管理和医疗服务方案，它充分结合了健康管理和医疗服务的核心特点，能够为更广泛的人群提供全面、高效、个性化的服务。该评价体系运用先进的医学技术和方法，对个体进行生理、心理和社会方面的评估，旨在为个体提供定制化的健康管理和医疗服务方案。通过体医深度融合协同评价指标体系，医生可以更加全面地了解患者的病情，并设计合适的治疗方案，从而为患者提供更加细致、周到的医疗服务。同时，该评价体系还能够根据患者的病情和需求，为患者提供个性化的健康管理和医疗服务方案，使患者得到更加全面、有效的治疗和护理，并通过综合分析个体的生活习惯、家族史、身体状况等因素，为个体提供针对性的健康管理和医疗服务方案。

随着社会老龄化和慢性病患者的不断增加，健康管理和医疗服务的需求呈现快速增长的趋势。体医深度融合协同评价指标体系将会在未来的健康管理和医疗服务领域中发挥更加重要的作用。因此，体医深度融合协同评价指标体系具有非常广阔的市场前景和社会效益，它不仅可以提高医疗服务的效率和质量，还可以为更多的人群带来福音，提高全民健康水平和生活质量。

（三）实现远程健康管理和医疗服务

借助互联网和大数据技术的支持，体医深度融合协同评价指标体系能够实现远程健康管理和医疗服务的无缝对接。人们可以通过远程监测、数据分析等方式，对身体状况进行实时监测和评估。这种评价体系能够对个体健康数据进行深度挖掘和精细分析，为个体提供个性化的健康管理和医疗服务方案。

总体而言，体医深度融合协同评价指标体系在预防疾病、提高生活质量、提升健康水平方面具有显著效果，通过定期监测个体的身体状况，及时发现并预警潜在的健康问题，采取针对性的干预措施，有效预防疾病的发生。同时，根据个体的生活习惯和健康状况，该评价体系可以提供个性化的健康管理方案，指导个体进行科学锻炼、合理饮食、调整作息等，从而改善生活质量，提高健康水平。

随着人们健康意识的提高和医疗保健政策的支持，越来越多的人开始关注自己的身体健康，寻求更加高效、便捷的医疗服务。该评价体系能够满足广大消费者的健康需求，为个体提供个性化的健康管理和医疗服务方案，具有广泛的应用前景和社会效益。

借助互联网和大数据技术的优势，该评价体系还能够实现跨地区、跨行业的服务。无论是在城市还是农村，无论是在哪个行业，只要个体有健康管理和医疗服务的需求，该评价体系都能够为其提供优质的服务。

四、体医深度融合协同评价指标体系的未来发展方向

体医深度融合协同评价指标体系在未来将会有更加广泛的应用和发展。随着科技的进步和人们健康意识的提高，该评价体系将会在更多的领域得到应用，为人们提供更加全面、高效、个性化的健

康管理和医疗服务。

（一）提供精细化评估和个性化服务

随着人们对健康需求的不断提高，体医深度融合协同评价指标体系将会更加智能化和个性化。这种评价体系能够评估不同人群、不同年龄段、不同健康状况下的体医深度融合协同效果，通过智能化算法和大数据分析，更加准确地评估个体的身体状况和健康需求，为个体提供更加个性化、精准化的健康管理和医疗服务方案。

第一，能够综合考虑个体的遗传因素、生活习惯、环境因素等，更加全面地评估个体的健康状况和需求。通过智能化算法和大数据分析，对个体的健康状况进行实时监测和预测，及时发现潜在的健康问题，并为个体提供相应的健康管理和医疗服务方案。第二，能够为个体提供更加个性化、精准化的健康管理和医疗服务方案。通过综合考虑个体的身体状况、健康需求、生活习惯等因素，为个体提供更加科学、合理的健康管理和医疗服务方案，并根据个体的健康状况和需求的变化及时进行调整和优化，确保个体能够获得最佳的健康管理和医疗服务。

（二）跨领域合作和融合发展

为了实现体医深度融合协同评价指标体系的广泛应用和推广，需要加强跨领域合作和融合发展。体育和医学领域的专业人士需要加强交流和合作，共同研究和开发更加科学、有效的评价体系。同时，政府部门和社会各界应加大对体育和医学领域的投入和支持，为评价体系的应用和发展提供更加良好的环境和条件。

（三）实现全面健康管理

体医深度融合协同评价指标体系不仅关注个体的身体状况，更重视个体的整体健康。它充分考虑了个体的生活习惯和家族史等背景信息，通过综合分析这些信息，可以更全面地了解个体的健康状况。例如，对于需要控制血糖的个体，方案可能会包括坚持低糖饮食、保持适量的运动和采取必要的药物治疗。这些措施可以帮助个体控制血糖水平，预防糖尿病等慢性疾病的发生。而对于需要减肥的个体，方案可能会包括制定合理的饮食计划、保持适量的运动和提供必要的心理支持。这些措施可以帮助个体减少体重，提高身体健康水平，同时增强自信心和积极情绪。这些针对性的健康管理和医疗服务方案能够为个体提供全方位的健康管理。这些方案还可以帮助医疗机构更好地了解个体的健康需求，提供更加精准的医疗服务，提高医疗水平。

体医深度融合协同评价指标体系能够实现全面健康管理，为个体提供针对性的健康管理和医疗服务方案。这些方案能够有效地预防疾病、改善生活质量、提高健康水平，是未来医疗发展的重要方向之一。

（四）拓展发展空间

体医深度融合协同评价指标体系还有望不断拓展发展空间。除了在城市和农村的广泛应用，该体系还可以在更多行业中得到应用，如健身行业、养老行业、职业病防治行业等。这些行业与体育和医学密切相关，个体对全面、细致、周到的健康管理和医疗服务有着迫切的需求。

在健身行业中，该评价体系可以为健身爱好者提供更加科学、个性化的健身计划。根据健身者的身体状况、健身目标和个人喜好等因素，该评价体系可以为健身者制定符合其需求的健身计划，包括合适的运动类型、运动强度、运动时间等。这些个性化的健身计划能够更好地满足健身者的需求，提高其健身效果和健康水平。

在养老行业中，该评价体系可以为老年人提供更加全面、细致的养老服务。老年人是慢性病和健康问题的高发人群，该评价体系可以综合考虑老年人的身体状况、生活习惯、社交需求等因素，提供符合其需求的养老服务，包括医疗护理、康复训练、心理支持等服务。这些个性化的养老服务能够更好地满足老年人的需求，提高其生活质量。

在职业病防治行业中，该评价体系可以为职业人群提供更加科学、有效的职业病防治方案。职业人群面临着各种职业病的风险，该评价体系可以综合考虑职业人群的工作环境、健康状况、职业病风险等因素，提供符合其需求的职业病防治方案，包括改善工作环境、加强健康监测、提供职业病防治指导等服务。这些个性化的职业病防治方案能够更好地保护职业人群的健康和安全。

主要参考文献

［1］王圣宝.漫话华佗的体医结合［J］.体育文史，1998（5）：55-56.

［2］李力研.新的医学革命与新的体育发展［J］.体育科学，1987（1）：82-85.

［3］李力研.2000年及其以后的中国健康与体育——关于健身体育的预防医学阐释［J］.天津体育学院学报，1990（3）：14-21.

［4］于洪军，冯晓露，仇军."健康中国"建设视角下"体医融合"研究的进展［J］.首都体育学院学报，2020，32（6）：484-491.

［5］沈圳，胡孝乾，仇军.健康中国战略下"体医融合"的关键影响因素：基于解释结构模型的分析［J］.首都体育学院学报，2021，33（1）：31-39.

［6］李璟圆，梁辰，高璨，等."体医融合"的内涵与路径研究——以运动处方门诊为例［J］.体育科学，2019，39（7）：23-32.

［7］胡扬.从体医分离到"体医融合"——对全民健身与全民健康深度融合的思考［J］.体育科学，2018，38（7）：10-11.

［8］王世强，吕万刚."健康中国"背景下慢性病防治的"体医

融合"服务模式探索 [J].中国慢性病预防与控制，2020，28（10）：792-797.

[9] 刘海平，汪洪波."体医融合"促进全民健康的分析与思考 [J].首都体育学院学报，2019，31（5）：454-458.

[10] 杨继星，陈家起."体医融合"的制约因素分析及路径构建 [J].体育文化导刊，2019（4）：18-23.

[11] 叶林，陈昀轩，樊玉瑶.中国体育管理体制改革的困境与出路——基于足球改革的调查 [J].中国行政管理，2019（9）：50-55.

[12] 高传胜，雷针.高质量发展阶段分级诊疗政策的效果与走向 [J].中州学刊，2019（11）：65-72.

[13] 张文亮，杨金田，张英建，等."体医融合"背景下体育健康综合体的建设 [J].体育学刊，2018，25（6）：60-67.

[14] 王兴一，王建宇.我国体医融合政策特征及发展策略 [J].体育文化导刊，2021（4）：59-65.

[15] 钱利民.运动与医学融合发展的建析 [J].中国市场，2011（18）：182-184.

[16] 郭建军，郑富强.体医融合给体育和医疗带来的机遇与展望 [J].慢性病学杂志，2017，18（10）：1071-1073.

[17] 崔瑞华.体育与医学结合促进"健康流行学"的发展 [J].医学与社会，2010，23（2）：104-106.

[18] 盛吉莉，杨金侠，周洋.部分国家慢性病防控机制的经验和启示 [J].中国卫生政策研究，2013，6（10）：31-35.

[19] 王世强，李丹，盛祥梅，等.基于体医融合的社区健康促进模式构建研究 [J].中国全科医学，2020，23（12）：1529-1534.

[20] 乐生龙，陆大江，夏正常，等."家庭—社区—医院—高校"四位一体运动健康促进模式探索 [J].北京体育大学学报，

2015，38（11）：23-29，35.

[21] 冯振伟，张瑞林，韩磊磊.体医融合协同治理：美国经验及其启示 [J].武汉体育学院学报，2018，52（5）：16-22.

[22] 刘玉洁，李佩璟.美国体育与健康组织框架研究 [J].成都体育学院学报，2020，46（3）：13-18.

[23] 王占坤.发达国家公共体育服务体系建设经验及对我国的启示 [J].体育科学，2017，37（5）：32-47.

[24] 高野龙昭.图解介护保险 [M].东京：翔泳社，2012.

[25] 中国居民营养与慢性病状况报告（2020年）[J].营养学报，2020，42（06）：521.

[26] 刘晴，王世强，黄晶，等.德国体医融合服务模式及对我国的启示 [J].中国慢性病预防与控制，2021，29（07）：539-543.

[27] 蔡浪，刘超.驱动与发展："体医融合"发展影响指标体系的构建 [J].体育科技文献通报，2022，30（12）：125-128.

[28] 田学礼，赵修涵.体医融合示范区建设评价指标体系研究 [J].成都体育学院学报，2021，47（05）：59-64.

[29] 李釜，胡佳澍，黄海燕.新时代体育发展综合评价体系构建及实证研究 [J].体育科学，2020，40（07）：14-24，39.

[30] 夏铭娜，李釜，胡佳澍.全面建成小康社会的中国体育评价指标体系研究 [J].首都体育学院学报，2020，32（05）：392-401.